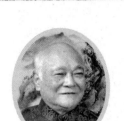

国医大师 **李济仁** 亲自主审

U0339928

『千家妙方系列丛书』

修订典藏版

（第3版）

高血压千家妙方

张卫阳　王惟恒　编著

精选中医治疗高血压的 **1000** 余首特效良方

包括内服、外敷、熏洗及食疗等

选方用药注重"简、便、廉、验"

轻松掌握防治良策，摆脱高血压困扰

中国科学技术出版社

北　京

图书在版编目（CIP）数据

高血压千家妙方 / 张卫阳，王惟恒编著．－北京：中国
科学技术出版社，2017.3（2024.6 重印）
ISBN 978-7-5046-7349-7

Ⅰ．①高… Ⅱ．①张… ②王… Ⅲ．①高血压－验方－
汇编 Ⅳ．① R289.51

中国版本图书馆 CIP 数据核字（2016）第 314141 号

策划编辑	焦健姿
责任编辑	焦健姿　黄维佳
装帧设计	华图文轩
责任校对	龚利霞
责任印制	徐　飞

出　　版	中国科学技术出版社
发　　行	中国科学技术出版社有限公司
地　　址	北京市海淀区中关村南大街 16 号
邮　　编	100081
发行电话	010-62103130
传　　真	010-62179148
网　　址	http：//www.cspbooks.com.cn

开　　本	889mm×1194mm　1/24
字　　数	104 千字
印　　张	7
版　　次	2017 年 3 月第 1 版
印　　次	2024 年 6 月第 3 次印刷
印　　刷	河北环京美印刷有限公司
书　　号	ISBN 978-7-5046-7349-7/ R · 1986
定　　价	48.00 元

巧 用 千 家 验 方　　妙 治 各 科 百 病

《千家妙方系列丛书》
丛书编委会

主　审	国医大师　新吾　李济仁
主　编	王惟恒　李　艳
副主编	杨吉祥　张卫阳
编　委	王惟恒　王　君　王　芳　李　艳
	张卫阳　汪　文　杨吉祥　胡　芳
	黄　芳　董海燕　谭洪福

内容提要

　　本书是"千家妙方"系列丛书中的高血压分册第 3 次修订本，共收集防治高血压病的药方 1000 余首，所介绍的方药都是通过临床实践证明疗效确切或前人用之有效且有文献可依，具有容易掌握、应用简便、取材方便、不受设备条件限制、疗效稳妥可靠、适于临床应用等优点。本书内容简洁，易学易懂，适合中医爱好者和中医院校师生学习参考，也可供高血压病患者及其家属阅读参考。

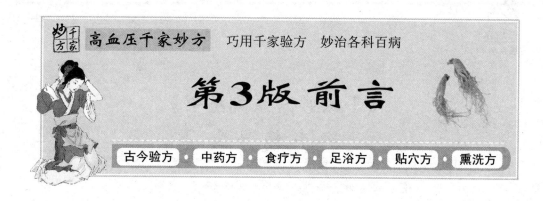

高血压千家妙方　巧用千家验方　妙治各科百病

第3版前言

古今验方　·　中药方　·　食疗方　·　足浴方　·　贴穴方　·　熏洗方

　　《高血压千家妙方》自2011年初版以来，因内容实用而受到广大读者的喜爱。许多读者反映使用本书介绍的方剂后，收到了显著疗效，也有读者提出了一些宝贵的修改意见。为此，我们对本书作了第3次修订。

　　本次修订，增补了较多实用的名家验方及近年来发表在医药期刊上且经我们验证有效的高血压治疗方。修订后，本书内容更精练、更实用。尽管如此，还是要提醒读者朋友们，在使用本书介绍的方剂时，必须对适应证进行严格对照，并在医师的指导下使用，以免产生不良后果。

　　本书是在第2版的基础上修订而成，作者精选了中医治疗高血压病及高血压并发症的1000余首特效良方，包括中药内服、外敷、熏洗、食疗及简易的经穴疗法与按摩疗法等；既有古今名家的临床效方、验方，也有颇具实效的民间单方、偏方、秘方。选方用药上强调择善缀录，有据可考，有验可证，突出"简、便、廉、验"的特色，适合普通家庭和基层医务人员配方参考。

编　者

丁酉年春

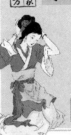

　　正常血压为收缩压小于 120 毫米汞柱，舒张压小于 80 毫米汞柱。正常血压高值是收缩压 120～139 毫米汞柱，舒张压 80～89 毫米汞柱，18 岁以上成年人如果经多次测量，收缩压大于等于 140 毫米汞柱，或者舒张压大于等于 90 毫米汞柱即可诊断为高血压病。高血压病最大的危害是对心、脑、肾等重要器官的损害，可导致高血压性心脏病、冠心病、肾功能不全、肾衰竭、脑动脉硬化。高血压病引起的脑血管疾病主要有脑出血、高血压脑病和脑梗死等，其中脑出血是高血压病晚期最常见的并发症，病死率较高，易遗留偏瘫或失语等致残性后遗症。

　　在高血压病防治上，中医积累了丰富的经验和大量的有效验方，通过辨证论治，提供个体化治疗方案，使治疗更具针对性，疗效显著。为此，我们广泛搜集中医名家和民间治疗高血压病的经验效方，编成本书，希望能帮助更多的高血压病患者恢复健康。

编　者

庚寅年盛夏

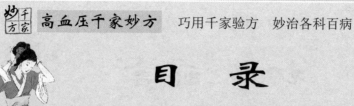

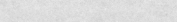

高血压千家妙方　　巧用千家验方　妙治各科百病

目 录

古今验方 · 中药方 · 食疗方 · 足浴方 · 贴穴方 · 熏洗方

古今验方治高血压 / 001

药粥妙方治高血压 / 029

汤羹妙方治高血压 / 039

家常菜肴治高血压 / 050

妙方治高血压肢体麻木 / 117

妙方治高血压动脉硬化 / 122

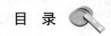

妙方治高血压心脏病和冠心病 / 130

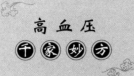

古今验方治高血压

血压是血液在血管内流动而产生的压力。当心脏收缩时，动脉血压升高达到的最高值称为收缩压；心脏舒张时动脉血压下降，所达到的最低值称为舒张压。如压力超过正常的标准范围，即称之为高血压。

因为血压水平可因年龄、性别、种族的不同而异，所以至今国际上尚无统一标准，而我国以前使用的是世界卫生组织确定的标准。2010 年我国公布的《中国高血压防治指南》（第 3 版）中规定：正常血压的标准为收缩压小于 120 毫米汞柱，舒张压小于 80 毫米汞柱。18 岁以上成人如果经多次测量，收缩压大于等于 140 毫米汞柱和（或）舒张压大于等于 90 毫米汞柱，即可诊断为高血压病。

诊断高血压病须经过多次测量，至少有连续两次舒张压平均值在 90 毫米汞柱及以上才可诊断。

高血压病无法根治，必须长期服药、终身服药。在服用西药的同时，配合中药治疗可提高和巩固疗效。用中药治疗切勿一味潜镇

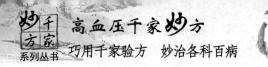

苦泻,须调整阴阳,以恢复阴阳气血平衡为宗旨,以辨证论治为原则,通过调整阴阳,达到血压平和。

■ 张氏镇肝熄风汤治高血压病

◎ 怀牛膝 30 克,生赭石(轧细)30 克,生龙骨(捣碎)15 克,生牡蛎(捣碎)15 克,生龟甲(捣碎)15 克,生杭芍 15 克,玄参 15 克,天冬 15 克,川楝子(捣碎)6 克,生麦芽 6 克,茵陈 6 克,甘草 4.5 克。用法:水煎服。功效:镇肝息风,滋阴潜阳。主治:高血压致内中风证。其脉弦长有力,或上盛下虚,头目眩晕,或脑中作痛发热,或目胀耳鸣,或心中烦热,或时常噫气,或肢体渐觉不利,或口眼渐行歪斜,或面色如醉,甚或癫仆,昏不知人,移时始醒,或醒后不能复元,精神短少,或肢体痿废,或成偏枯(清·张锡纯《医学衷中参西录》)。

按:本方为治疗类中风的常用方,无论中风前、中风时或中风后,只要辨证属阴虚阳亢,肝风内动者,均可使用。现代常用于高血压病、脑血管意外、血管性头痛、癫痫,并可用于脑动脉硬化、帕金森病、三叉神经痛、顽固性呃逆、冠心病心绞痛、脑震荡综合征、癔症性晕厥、神经官能症、倒经、更年期综合征、高血压肾病和急性肾炎等辨证属阴虚阳亢、肝风内动者。

有人用本方随证加味治高血压病［浙江中医杂志，1997（5）：197］，舌苔黄腻，痰多黄稠者，加南星、竹沥、瓜蒌、黄芩；阳明实热便秘者，加大黄；头涨痛、面潮红甚者，加菊花、钩藤；气虚心慌心悸者，加太子参、黄芪、首乌藤、酸枣仁；心绞痛者，加延胡索、丹参；血脂偏高者，加淫羊藿、泽泻；阴虚风动者，重用玄参、生地黄；脑血栓形成者，加红花、桃仁、蜈蚣、全蝎；高血压危象者，加夏枯草、生石决明等；每日1剂，水煎服，1个月为1个疗程；治疗高血压病100例。结果：显效55例，有效32例，总有效率为87％。

■ 双降汤治高血压

◎ 水蛭0.5～5克（粉碎装胶囊吞），生黄芪、丹参、生山楂、豨莶草各30克，广地龙、当归、赤芍、川芎各10克，泽泻18克，甘草6克。用法：水煎服，每日1剂。功效：益气化瘀，清化痰浊，降脂降压。主治：高血压气虚、血瘀、痰浊兼夹之症，用于气虚痰瘀型高血压患者伴高血黏，高脂血症（《朱良春精方验案实录》）。

按：朱师指出，"高血压病因病机虽有多种，但总以肝肾阴阳平衡失调，阴虚阳亢为主要关键，临床证实气虚夹痰瘀亦是高血压之主要病机之一。"故朱师自拟"双降汤"治疗气虚、血瘀、痰浊兼夹之症，此型高血压患者往往伴高血黏，高血脂。盖气虚则血运无力，血流不畅久而成瘀；气虚则运化无能，膏粱厚味变生痰浊，乃致气虚痰瘀互为因果。如脂浊黏附脉络血管，络道狭窄，遂成高血压，脂浊溶于营血遂成高血黏，故变生诸症。

方中用水蛭、地龙破血逐瘀为主药，合丹参、当归、赤芍、川芎活血通脉，生山楂、泽泻、豨莶草降脂泄浊之外还有去瘀降压之效，重用黄芪补气降压，取其双相调节之妙，补气则血行畅达，补气则可免除破瘀伤正之弊。更要提及的是黄芪降压和升陷之理，此乃"双相作用"，如何掌握升降之机？邓铁涛老师曾介绍经验说："黄芪轻用则升压，重用则降压。为什么药理研究只得一个降压的结果？因为动物实验都是大剂量用药进行研究的。"邓老治低血压，在补中益气汤中仅用生黄芪15克，治气虚夹痰瘀型高血压黄芪用30克以上。临床研究证明本方具有改善微循环、增加血流量、改变血液黏稠度、改善脂质代谢等作用，服后既可降压降黏，降脂通脉，防止心脑血栓梗阻，又能减肥轻身。历年来用于治疗高血压合高血黏并高血脂病例甚众，均收满意疗效。

■ 潜熄宁合剂治高血压

◎ 珍珠母（先煎）12克，天麻12克，钩藤15克，菊花10克，桑椹 12 克。每天 1 剂，早、晚分 2 次服。适用于高血压见阴虚阳亢证者。症见头痛脑涨，眩晕耳鸣，面红赤，口苦心烦，舌红，脉弦有力（《内科辨病专方治疗学》郭振球经验方）。

■ 三草汤治高血压

◎ 夏枯草 12 克，龙胆草 6 克，益母草 9 克，白芍 9 克，甘草 6 克。水煎服，每日 1 剂。功效：清热平肝降压。主治：肝火上炎型高血压病（《中国中医秘方大全》当代名医刘渡舟经验方）。

按：方中夏枯草清肝散结；龙胆草清泄肝经之火；益母草为厥阴血分之圣药，性善行走，能行血通经；重用白芍，和营敛阴，缓急解痉；以甘草协调诸药。本方对缓解高血压病头痛诸症效果颇为明显，且血压也有所降低。

■ 黄精四草汤治高血压

◎ 黄精 20 克，夏枯草、益母草、车前草、豨莶草各 15 克。先将上药用水浸泡 30 分钟，再煎煮 30 分钟，每剂煎 2 次。将 2 次煎液混合，早、晚分服。适用于高血压见肝火上炎证者（《名医治病良方》当代名医董建华经验方）。

■ 降压汤治高血压

◎ 石决明、刺蒺藜、夏枯草、丹参各 30 克，车前子 45 克。水煎服，每日 1 剂。功效：清热泻火，平肝潜阳。主治：高血压病属风阳偏亢型，头痛发涨，眩晕头昏，项强耳鸣，面红目赤，急躁易怒，失眠多梦，口苦口干，大便秘结，舌红苔黄，脉弦滑数［崔极贵．江西中医药，1985（1）：19］。

■ 清脑降压汤治高血压

◎ 珍珠母 20 克，石决明 25 克，何首乌 50 克，白菊花 15 克，钩藤 15 克。用法：水煎服，每日 1 剂，分早晚 2 次服。功效：平肝息风，育阴潜阳。高血压中医辨证肝阳上亢，肝肾阴虚。适用于原发性高血压病，症见头涨，口苦目赤，失眠，血压升高。舌淡红、苔薄白，脉弦细。［张思成．吉林中医药，1988（1）：28］

按：方中珍珠母、石决明、钩藤平肝潜阳，息风；何首乌、白菊花育阴明目，滋补肝肾。共奏平肝息风，育阴潜阳之效。

临床使用本方时，若肝阳上亢型，加玄参 40 克，白芍 15 克，牛膝 15 克，蒺藜 15 克，地龙 15 克，黄芩 15 克，夏枯草 15 克；若肝肾阴虚型，加淫羊藿 15 克，金樱子 15 克，黄芪 20 克，熟地黄50克，茯苓20克，杜仲20克。按1979年4月郑州全国心血管流行病学及人群防治座谈会制定的高血压病疗效判定标准为准，磐石县中医院在临床实践中用本方治疗76例患者，显效66例，占86.8%；有效9例，占11.8；无效1例，占1.3%。总有效率为98.7%。疗程最短半个月，最长2个月，多数为1个半月，在全部有效病例当中，服药最少者6剂，最多者59剂，平均21剂。1例无效病例除有较长高血压病史以外，还伴有不同程度的心力衰竭、肾衰竭。

■ 化瘀承气汤治高血压

◎ 丹参30克，牛膝30克，酒制大黄6克。每次加水600毫升，浓缩至250毫升，分早、晚两次服。每日1剂。功效：活血化瘀，行血通络。适用于高血压属瘀血阻络型，头痛头晕，心悸，腹痛，便秘或便溏，舌质紫暗，脉弦涩或结代。出现高血压危象、高血压脑病、脑出血时，用本方灌服，每日120毫升。[徐应抒.中国医药学报，1989（2）：21]。

■ 葛根槐莸汤治高血压

◎ 葛根30克，槐花15克，茺蔚子15克。水煎服，每日1剂。功效：

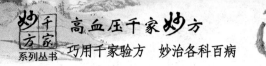
活血化瘀，行血通络。适用于高血压属瘀血阻络型，头痛头晕，心烦胸闷或胸痛，惊悸怔忡，精神不振，或出现语言謇塞、肢体麻木等中风先兆症状，舌质紫暗、苔白、脉弦涩或细涩［黄骏．湖北中医杂志，1985（1）：27］。

■ 降压八味汤治高血压

◎ 夏枯草 18 克，茺蔚子 18 克，草决明 30 克，生石膏 60 克，黄芩 15 克，茶叶 15 克，槐角 15 克，钩藤 15 克。将上药加水适量，煎沸 20 分钟后取汁，可先后煎取 2 次，混合装入保温杯中，一日分数次当茶饮。功能清肝泻火，平肝潜阳，对高血压伴头痛面赤、头晕目眩者有效（《茶文化与保健药茶》）。

■ 八味降压汤治高血压

◎ 何首乌 15 克，白芍 12 克，当归 9 克，川芎 5 克，炒杜仲 18 克，黄芪 30 克，黄柏 6 克，钩藤 30 克。用法：每日 1 剂，先将药物用适量水浸泡 1 小时左右，煎 2 次，首煎 10～15 分钟，以保留药物的易挥发成分；二煎 30～50 分钟文火。煎好后将两汁混合，总量为 250～300 毫升，每日分 2～3 次服用，饭后 2 小时左右温服。加减：伴失眠、烦躁者，加炒枣仁、首乌藤各 30 克，栀子 9 克；便稀苔腻、手足肿胀者，加半夏 9 克，白术 12 克，泽泻 30 克；大便干燥加生地黄 30 克，仙灵脾 18 克；上热下寒、舌红口干、面热、足冷者，加黄连、肉桂各 5 克。功效：益气养血，滋阴泻火。主治：凡表现为阴血亏虚、头痛、眩晕、神疲乏力、耳鸣、心悸等症状的原发性高血压病、肾性高血压及更年期综合征、心脏神经官能症等，均可用本方治疗（《名医治验良方》山东中医药大学教授周次清经验方）。

按：高血压病的病因不一，发展到一定程度，其基本病机是阴阳失调，营血亏损，血行不畅。故治以益气养血，滋阴泻火为法。本方系根据日本汉方医学家大冢敬节之经验方"八物降下汤"化裁而来。因而方用首乌、白芍、杜仲养其阴血；川芎、当归行其血滞；阴血滋润有赖于阳气的温煦，故用黄芪益气配阳以助阴；"阴虚而阳盛，先补其阴，而后泻其阳以和之"。黄柏、钩藤之用意就在于此。诸药合用，使肾有所滋，脑有所养，肝有所平，从而达到肝养风息、血压得降的目的。

■ 养血降压汤治高血压

◎ 生牡蛎（先煎）、珍珠母（先煎）、桑椹各 30 克，白芍 24 克，木防己、黄芩、菊花各 12 克，刺蒺藜 15 克，地骨皮 20 克。用法：每日 1 剂，上药中以生牡蛎、珍珠母加水先煎 30 分钟后，再加入

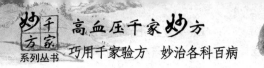
预先浸泡 30 分钟的余药同煎 20 分钟，每剂煎 3 次。然后，将 3 次煎汁混合，于早、中、晚饭后各服 1 次。加减：如头昏易怒者，加夏枯草 30 克，天麻 12 克；失眠者，加生龙骨（先煎）30 克，茯苓 15 克；目涩尿频者，加枸杞子、山茱萸各 15 克；肢麻肉惕者，加地龙 12 克，川芎 2 克。功效：平肝潜阳，泻火宁心。主治：原发性高血压病Ⅱ期，症见头昏、头痛、心悸、目昏、耳鸣、记忆力减退、夜尿频数、失眠等（《益智健脑效验方精选》史方奇主任医师经验方）。

■ 调络饮治高血压

◎ 桑寄生 15 克，生地黄 15 克，牡丹皮 15 克，白芍 15 克，黄芩 15 克，菊花 15 克，夏枯草 30 克，杜仲 15 克，牛膝 15 克，桑枝 15 克，桂枝 15 克，生石决明 30 克，甘草 15 克。用法：水煎服，每日 1 剂，早晚各服 1 次。加减：手足麻木加黄芪 30 克，桂枝 15 克。功效：调和脉络，降压清眩。主治：缓进型高血压病，属肝阳上亢者。症见头晕目眩，甚则头痛且涨，每因烦劳恼怒而加剧，脉象弦数有力，严重时手足麻木（《名医治验良方》"锦州四大名医"之一王乐善先生经验方）。

按：缓进型高血压亦称良性高血压，起病隐匿，病程进展缓慢，近半数病人可无症状，血压增高常在体格检查或因其他疾病就医时才得发现，少数病人则在突然发生脑血管意外时发现，由此可见本病与肝阳上亢，血气上逆相关，即与"血脉"直接相关。王老用"调络饮"调和脉络，使血脉协调平衡，故对缓进型高血压病确有一定疗效。牛膝补肝益肾，引血下行；生石决明镇逆潜阳；桑寄生、杜仲补肝益肾；生地黄以平血逆；牡丹皮、白芍凉血活血，生血和脉；黄芩养阴清热；菊花治头目眩晕；夏枯草补肝血，除虚烦；桑枝、桂枝调营通脉，以防偏风；甘草调和诸药。诸药合用，有补肝肾，平肝阳，降血逆，调血脉之效，使阴平阳秘，血脉调和，而适用于缓进型高血压病。

■ 降压延寿汤治高血压

◎ 制首乌、生地黄、熟地黄、白芍、枸杞子、菟丝子、杜仲、桑叶、菊花、钩藤、石决明、怀牛膝、丹参、牡丹皮、茯苓、泽泻（每药一般用 10 ～ 15 克，可重用 15 ～ 30 克，滋补药用量应较大，其他药视病情而定，以中病为宜）。用法：水煎服，每日 1 剂，日服 3 次。功效：滋阴平肝。主治：高血压病［吕志杰．新中医，1990，22（11）：22］。

按：本方是在田乃庚教授指导下，拟定的治疗常规用药——延寿降压汤，运用于临床，并随证加减，疗效满意。吕志杰用本方治疗高血压病87例，结果显效53例，有效25例，无效9例，总有效率90%。

临证用药应灵活加减：若血虚肝热者，白芍为君，加天麻、玄参、地骨皮等；肾虚有热者，生地黄为君，加女贞子、墨旱莲；肝肾不足，无热象者，若以肝虚为主，首乌为君；以肾虚为主，熟地黄为君；肝阳上亢者，石决明为君，加生牡蛎、珍珠母；肝火较盛者，去首乌、枸杞子、菟丝子等，而以牡丹皮为君，加黄芩、夏枯草、青葙子；火盛须用龙胆草、山栀子；大便燥结加大黄；肝肾阴虚，肝阳化风者，去温阳、渗利、活血药，加鳖甲、龟甲、阿胶、羚羊角等滋阴清潜药；挟有血瘀者，以丹参为君，白芍易赤芍，酌加当归、川芎、鸡血藤、红花、茺蔚子等；痰湿较盛者，去生地黄、熟地黄等，以茯苓为君，加陈皮、半夏、石菖蒲、远志；痰湿化热，宜加竹茹、竹沥、瓜蒌；脾胃虚弱者，则生地黄、熟地黄、首乌、牛膝等碍胃滑肠之药应慎用，宜加党参、黄芪、白术；阴损及阳，阳气不足者，重用首乌、熟地黄、枸杞子、菟丝子，并可加肉苁蓉、巴戟天、淫羊藿等；阳虚甚者，应加制附子。对证用药：如肢麻加豨莶草、桑枝；手颤加地龙、僵蚕；项强加葛根等。辨病用药，具有"一举两得"之功。如首乌既养血，又降脂；钩藤既息风，又降压；黄芩、夏枯草既清肝，又降压等。

■ 单方验方治高血压

验方 1　白术天麻饮

◎ 白术、天麻各 9 克，茯苓、钩藤各 15 克，泽泻、菊花各 12 克，玉米须、荷叶、珍珠母各 30 克，地龙 21 克，甘草 3 克。水煎服，每日 1 剂。适用于高血压脾虚肝旺证。

验方 2　菊花白芍饮

◎ 菊花 12 克，白芍、玄参、怀牛膝各 15 克，炒黄芩 9 克，石决明 30 克，甘草 6 克。水煎服，每日 1 剂。适用于高血压肝阳上扰证。

验方 3　柳叶枯草饮

◎ 垂柳叶、夏枯草各 30 克，冰糖 15 克。两味药煎汤，加入冰糖。每日 1 剂，连服 1 周。适用于高血压。

验方 4　丹参川芎莲心饮

◎ 丹参、地骨皮、海藻、昆布、槐花、豨莶草各 30 克，川芎 20 克，牡丹皮、桑寄生、大蓟、茜草、牛膝各 15 克，莲子心、荷叶各 10 克。水煎服，每日 1 剂。适用于高血压血热瘀滞证。

验方 5　生龙骨牡蛎玄参汤

◎ 生龙骨、生牡蛎、牛膝、枸杞子、白芍各 15 克，玄参 12 克，桑椹 30 克，生地黄、熟地黄各 24 克。水煎服，每日 1 剂。适用于高血压阴虚阳亢证。

验方 6　龙胆草黄芩生地汤

◎ 龙胆草、黄芩、栀子、杭白芍各 10 克，生地黄 18 克，柴胡 6 克，决明子 30 克。水煎服，每日 1 剂。适用于高血压肝火亢盛证。

验方 7　桑寄生杜仲汤

◎ 桑寄生、川杜仲各 12 克，玄参 15 克。水煎服，每日 1 剂。适用于高血压阴阳两虚证。

验方 8　翻白草饮

◎ 翻白草 50 克。将干翻白草（又名鸡腿根、天藕）粉碎成末，放在暖水瓶中用开水泡 30 分钟后即可饮用，喝完后将药末吃下，当日如喝完可再冲泡 50 克饮用。治高血压、糖尿病、前列腺炎等，一般 7 天见效，无不良反应。

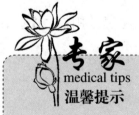

专家 medical tips 温馨提示　　　**防治高血压记住"八项注意"**

　　针对高血压病的一些重要患病因素，对广大高血压病患者请记住如下忠告："少盐少脂戒烟酒，心情愉悦压力轻，按时服药是关键，谨遵医嘱有保证。"具体来说，应注意以下八点。

◆ 减少食盐摄入量。高血压病患者每天盐摄入量应少于 5 克(每天小汤匙约半匙)。对盐敏感的患者采用此法效果更好。

◆ 合理膳食。高血压病患者饮食应限制脂肪摄入，少吃肥肉、动物内脏、油炸食品、糕点和甜食，多食新鲜蔬菜、水果、鱼、蘑菇和脱脂奶制品等。

◆ 减肥、控制体重。减肥、控制体重最有效的方法有二：一是节制饮食，减少每天摄入的总热量；二是增加体力活动，包括快走、慢跑、游泳等。

◆ 戒烟限酒。烟中含有尼古丁，能刺激心脏使心搏加快，并使血管收缩，血压升高。大量饮酒，尤其是烈性酒，可使心搏加快，血压升高。有些患者即使饮酒后当时血压不高，但过后几天仍可呈现血压高于平常值。

◆ 适当的体力活动。适当的体育锻炼可增强体质、减肥和维持正常的体重，可采用慢跑、快走、游泳、骑自行车及练体操等形式的体力活动，每次活动一般以 30 ～ 60 分钟为宜，强度因人而异。

◆ 保持良好的心态。高血压患者应注意劳逸结合，保持心情舒畅，避免情绪大起大落。

◆ 合理选择非药物治疗。如果通过 3 ～ 6 个月的

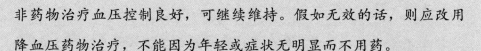

非药物治疗血压控制良好，可继续维持。假如无效的话，则应改用降血压药物治疗，不能因为年轻或症状无明显而不用药。

◆ 坚持长期服用药物。一旦服用降血压药，就应每天坚持用药，要坚持半年至1年后再请专科医生根据自己的身体状况决定是否调整用药。

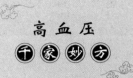

药茶妙方治高血压

　　高血压患者必须长期服药，持之以恒。在服用西药降压的同时，配合服用中药药茶，对提高和巩固疗效均有裨益。高血压病人选用药茶，既要考虑药茶的降压作用，又要注重消除高血压病人的不适症状，如头痛、头晕、耳鸣、目赤、视物模糊、肢体麻木等，积极消除这些不适症状，有利于缓解病人的精神紧张状态，舒缓动脉血管，使过高的血压平稳下降，达到事半功倍之效。

■ 菊槐绿茶治高血压

　　◎ 菊花 10 克，槐花 10 克，绿茶 3 克。共放茶杯内，冲入沸水，加盖浸泡 10 分钟即可。边饮边加开水，每日 1 剂。有平肝祛风、清火降压的作用，对早期高血压引起的头痛、头晕、目赤肿痛、眼底出血、鼻出血等效果较佳。

■ 灵芝茶治高血压

　　◎ 灵芝片 10 克，入杯，冲入沸水，加盖闷 15 分钟，即可饮服。

每日 1 剂，代茶饮用，冲淡为止。具有益气除烦、补中降压等功效，适用于各型高血压病等。

■ 二子茶治高血压

◎ 决明子 50 克，枸杞子 15 克，冰糖 50 克。将决明子略炒香后捣碎，与枸杞子、冰糖共放茶壶中，冲入沸水适量，盖闷 15 分钟，代茶频频饮用，每天 1 剂。有益肝滋肾、明目通便的功效，适用于高血压引起的头晕目眩、双目干涩、视物模糊、大便干结等症状者。

■ 三子茶治高血压

◎ 青葙子 5 克，茺蔚子 5 克，牛蒡子 10 克。将上药同入杯中，用沸水冲泡，加盖闷 15 分钟。代茶频饮，一般冲泡 3 ～ 5 次。具有清肝火、明目的功效，适用于肝火亢盛型早期高血压。

■ 花生壳茶治高血压

◎ 干花生壳 50 ～ 100 克，洗净，放砂锅内，加适量清水浓煎，取汁、去渣。每日 3 次，当茶饮。以 1 个月为 1 个疗程。尤其适用于早期原发性高血压及血脂偏高的冠心病（早期）患者饮用，疗效虽缓，但能维持持久有效。

按：花生俗称长生果。将平时剥下的花生米的外壳收集起来，晒干储存备用。本品性味淡、涩、平，无毒。据现代药理学分析，花生壳中含有多种有效成分，其中的"木樨草素"就有降血压、降血脂的良好作用。个别患者服用后可能出现胃肠道不适感，因此必须饭后半小时服用，亦可加服维生素 B_6 片或复合维生素 B 片（每次 1 片），即可避免。

■ 花生全草茶治高血压

◎ 花生全草（整棵草）干品一次 50 克或鲜品一次 150 克，切段煎水。每日 1 剂，代茶饮。血压正常后可改为不定期服用，巩固疗效。功效：清热凉血，平肝降压。有降血压、降胆固醇作用，治疗高血压效果较理想。

■ 花生壳黄精首乌茶降压降脂

◎ 花生壳 100 克，制黄精 15 克，制何首乌 15 克，大枣 5 枚，水煎服。每日服 1 次，分两次服，连服 7 ～ 10 天。适用于高血压、高脂血症。

■ 罗布麻叶茶治高血压

◎ 干罗布麻叶 15 克。将罗布麻叶放入杯中，用沸水冲泡，加

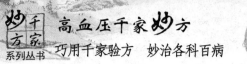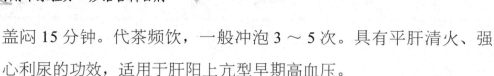
盖闷 15 分钟。代茶频饮，一般冲泡 3～5 次。具有平肝清火、强心利尿的功效，适用于肝阳上亢型早期高血压。

■ 柿叶茶治高血压

◎ 干柿叶 10 克(鲜品 20 克)，蜂蜜 5 克。每年 7－9 月份采叶，晒干研成粗末，储瓶备用。将柿叶末放入杯中，用沸水冲泡，加盖闷 10 分钟。将茶汁倒入另一杯中，加蜂蜜搅匀，代茶频饮，一般冲泡 3 次，每日 1 剂。具有平肝凉血、清火降压的功效，适用于肝火亢盛、肝阳上亢型高血压病。

■ 菊花茶治高血压

◎ 白菊花 20 克。沸水冲泡代茶饮，每日 1 剂。菊花有清热解毒、平肝降压作用，对早期高血压伴头痛、头晕效果佳。

■ 夏枯草降压茶治高血压

◎ 夏枯草 10 克，车前草 12 克。将夏枯草、车前草洗净，放入茶壶中，用沸水冲泡后代茶饮。每日 1 剂，不拘时饮服。功效：清热平肝，利尿降压。适用于高血压头痛、头晕、目眩等症。此茶可作为高血压患者的日常饮料，但在饮用过程中要经常测量血压，以免血压相对过低而引起头晕。

■ 决明罗布麻茶治高血压

◎ 决明子 12 克，罗布麻 10 克。二药以沸水冲泡 15 分钟后即可饮用。每日 1 剂，不拘时代茶频饮。功效：清热平肝。适用于高血压病伴头晕目眩、烦躁不安属肝阳上亢类型者。

■ 罗布麻五味子茶治高血压

◎ 罗布麻叶 6 克，五味子 5 克，冰糖适量。开水冲泡，代茶饮。常饮此茶可改善高血压症状，并防治冠心病。

■ 钩藤茶治高血压

◎ 钩藤 15 克，天麻 15 克。水煎 15 分钟（不可超过 20 分钟，否则有效成分被破坏，影响降压效果），取汁，当茶饮。适用于高血压见头痛、头晕，面红目赤，头重脚轻，手抖肢麻，口苦便秘，苔黄，脉弦。

■ 荷叶竹叶茶治高血压

◎ 鲜荷叶半张，鲜竹叶 50 克。将鲜荷叶洗净切丝，与鲜竹叶同入锅中，加水 1000 毫升，煎取浓汁 500 毫升。待凉，代茶频饮，每日 1 剂。具有清肝解暑、止渴止血的功效，适用于高血压病。

■ 枸杞决明茶治高血压

◎ 枸杞子 10 克，决明子 10 克，菊花 3 克，槐花 6 克。滚开水冲泡，代茶饮，每日 1 剂。功效：补益肝肾，平肝降压。对高血压属阴虚阳亢者有效。

按：高血压阴虚阳亢型可见眩晕耳鸣，视物模糊，腰腿酸软无力，面红口干，舌质红苔少，脉红而数。宜用滋养肝肾，平肝降压类药茶。

■ 桑寄生茶治高血压

◎ 桑寄生 30 克，夏枯草 15 克，茶叶 5 克。水煎代茶饮。方中桑寄生长于补肝肾，强筋骨。药理研究证实，桑寄生具有降压、镇静、利尿作用，能舒张冠状血管，增加冠状动脉血流量。夏枯草清肝降压。故此方对高血压因肝肾不足、腰膝酸痛者尤为适宜。

■ 山楂荷叶茶降压降脂

◎ 生山楂 50 克，荷叶 15 克，蜂蜜 50 克。二味共放锅中，加水 1000 毫升，用小火煎煮至 300 毫升左右，滤去药渣，加入蜂蜜，倒入保温杯中代茶饮用，每天 1 剂。山楂、荷叶均有扩张血管、降低血压和血脂的作用，又具有减肥的功效，对高血压、高脂血症、冠心病兼身体肥胖者尤为适宜。

按：许多高血压病人多伴有高脂血症，脂肪积聚过多，继而肥胖超重。临床观察证实，高血压病人体重增加，血压会进一步增高，而降脂减肥、减轻体重，则有利于降低血压。选择降压药茶时，必须考虑药茶是否同时具有降脂减肥作用。对于服之有效的药茶，应坚持服用一段时间，一般以 30 日为 1 个疗程。

■ 山楂首乌茶降压降脂

◎ 生山楂 30 克，何首乌 20 克，水煎代茶饮。山楂能改善冠状动脉供血，具有促消化、增进食欲、降低血脂作用。首乌含有卵磷脂，能促进细胞的新生和发育，振奋精神，并能降低胆固醇，促进肠蠕动，减少肠道胆固醇的吸收，阻止胆固醇在肝内沉积，延缓动脉粥样硬化的形成，有益于防治老年心血管系统疾病。高血压、高脂血症及冠心病者长期服用效果更佳。

■ 菊花山楂茶降压降脂

◎ 菊花 10 克，茶叶 10 克，山楂 30 克。同放茶壶中，用沸水冲沏。每日 1 剂，代茶常饮。功效：清肝降压，降脂化瘀。适用于高血压、

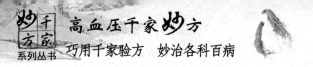

冠心病及高脂血症。

■ 蒜蜜奶茶治高血压

◎ 蜜渍大蒜 2 个,酸牛奶 100 毫升,蜂蜜 10 毫升。将大蒜掰开,切碎,与酸牛奶一起放入家用果汁机中,快速打匀,加入蜂蜜拌匀后即成。每日 1 ~ 2 剂,分 1 ~ 2 次服用。具有消积解毒、行滞降压、补钙去脂等功效,适用于各型高血压病等。

■ 大蒜决明茶治高血压

◎ 大蒜(捣碎)30 克,草决明 15 克。两味同煎煮水,当茶饮。常服有降高血压效果。

■ 黄瓜藤茶治高血压

◎ 鲜黄瓜藤 1 把(60 ~ 100 克,干品减半)。洗净,切成小段,加水 600 毫升煎至剩 300 毫升左右,分 3 次服,或倒入保温杯中,代茶饮,每日 1 剂。

■ 荠菜花茶治高血压

◎ 荠菜花 0.5 克,绿茶 3 克。将两味入杯中,加水中泡,加盖闷 15 分钟即可。每日 1 剂,代茶频饮,冲淡为止。具有清头目、利肝气、除烦、降压等功效，适用于肝火上炎、肝阳上亢型高血压病等。

按：荠菜含有大量的粗纤维，食用后可增强大肠蠕动，促进排泄，从而增进新陈代谢，有助于防治高血压、冠心病、肥胖症、糖尿病、肠癌及痔等。另荠菜含有丰富的胡萝卜素，对高血压也有很好的疗效。

■ 三宝茶降压降脂

◎ 菊花6克，罗汉果6克，普洱茶6克。共研粗末，用纱布袋（最好是滤泡纸袋）包好后，放入茶杯中，以沸水冲泡，不拘时频饮之。

按：此茶最宜于"三高"（高血压、高血糖、高脂血症）病人长期饮用。方中菊花平肝降压。罗汉果甘、酸，性凉，有清热凉血、生津止咳、滑肠排毒、嫩肤益颜、润肺化痰等功效。现代医药学研究发现，罗汉果含有丰富的糖苷，具有降血糖作用，又有降血脂及减肥作用，可辅助治疗高脂血症，改善肥胖者的形象。日本人对普洱茶、乌龙茶等中国茶进行的动物实验和比较的结果表明，普洱茶可对消化道的脂肪吸收起到有效的抑制作用；同时发现，普洱茶还可抑制减肥后的反弹。普洱茶中的曲菌，含有微量脂肪分解酵素的脂肪酶，这对脂肪分解具有作用。有学者以实验鼠进行实验，发现普洱茶可以降低血中的中性脂肪和胆固醇值。云南昆明医学院临床

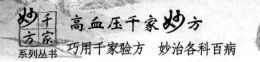
试验也证明，饮用云南普洱茶医治高脂血症 55 例与疗效好的降脂药物氯贝丁酯治疗 31 例对比，普洱茶的疗效高于氯贝丁酯，其降低胆固醇的效果则与氯贝丁酯相似，且长期饮用无副作用。

■ 松针茶降压降脂

◎ 鲜松针 30 克。先将洗净松针切成三段，放水 600 毫升，在砂锅或不锈钢器皿里煮，煮至 300 毫升水即可（需 10 ～ 15 分钟）。还有一种方法：将洗净松针切成三段，放到热水瓶里冲入开水，闷30 分钟即可。一般松针可以煮泡数次，每次的口感和成分都不同，平时可以代茶水喝。

松针是松树药用的代表部位，味苦、无毒、药性温和，它的提取物中含有植物酵素、植物纤维、生长激素、蛋白质、脂肪和 24 种氨基酸，松针具有降血压的作用。专家在研究中发现，高血压、冠心病和中风等心脑血管病患者，在饮用松针制剂后，病情有一定程度的改善。

按：①不要随便采集路边的松针，因为此处的松针被汽车尾气长期污染，服用后对健康不利。不要采摘 5 年内的幼松和高度低于3 米松树的松针。②煮后的松针汤当茶饮，亦可早、晚空腹时饮用。血压过高的患者，勿擅自停用原服用的降压药，当血压恢复正常后，可在医生指导下逐渐减少药物用量。③松针是油性植物，容易沾染污垢，一定要清洗干净。用软毛刷刷洗或用软布蘸洗涤剂包起松针搓洗。洗净后，用清水泡一泡。

■ 荠菜芹菜茶治高血压

◎ 荠菜 100 克，芹菜根 30 根。煎水代茶饮。每日 1 剂，对高血压有辅助治疗作用。

■ 鸭跖草蚕豆花茶调治高血压

◎ 鸭跖草 30 克，蚕豆花 9 克。水煎，当茶饮。每日 1 剂。适用于高血压。

■ 草决明茶调治高血压

◎ 将草决明用微火炒，听到微爆声，以铲勤翻动，炒至微黄为度。用时每次取炒草决明 20 克，开水冲泡当茶饮。每日 1 剂。此茶能降脂降压、润肠通便，特别是高血压、高血脂、动脉硬化兼有便秘的患者，可取一举两得之效。草决明茶还有清肝明目功效，可治疗肝火上冲之头晕头痛、白内障、青光眼、眼结膜炎等症。对强身健体、延年益寿，大有裨益。注意：大便溏泻者忌用。

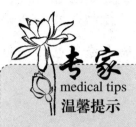

专家 medical tips 温馨提示

高血压病人谨防发生意外

高血压病的危害并不在于高血压疾病本身，而在于它极易导致脑卒中（中风）。据统计，有3/4以上的中风是由于高血压引发的。有资料表明，收缩压每增高10毫米汞柱，出血性中风（如脑出血）的发生危险增加54%，梗死性中风（如脑梗死）的发病危险增加47%；舒张压每增高5毫米汞柱，发生中风的危险增加46%。同时，高血压持续时间越长，中风发生的可能性就越大。也就是说，高血压是脑出血的最危险因素。因而，积极有效地防治高血压，是预防脑出血的重要措施。

下面推荐一首《高血压十忌歌》，相信对您有效降压和预防脑出血有帮助。

一忌性子急，冲动发脾气；二忌藏苦衷，心情受压抑；

三忌太兴奋，中风因喜极；四忌悲和哀，精神强刺激；

五忌嗜酒肉，痰阻血凝塞；六忌睡眠差，熬夜不歇息；

七忌头猛震，抬举出过力；八忌大便干，登厕强屏息；

九忌干重活，运动不适宜；十忌跌仆伤，中风由此起。

按歌多保重，可防脑血溢；益寿又延年，健康伴随你。

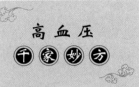

药粥妙方治高血压

粥，因其易消化吸收、有益肠胃，既为男女老少皆宜之品，也是老弱幼者的美食。故清代名医王孟英将粥誉为"世间第一补物"。高血压是一种慢性疾病，慢性病患者体质虚弱，抗病能力低下，长期用药物攻伐，会伤身体，且药物的副作用也会随时间延长而增加。此时，若用药粥调治，既可增强体质，提高自身的抗病能力，又能减轻药物引起的胃肠道反应等副作用。高血压患者正确选择药粥食疗是大有裨益的。

■ 菊花脑粥治高血压

◎ 菊花脑 50 克，粳米 100 克，冰糖 25 克。先以粳米常法煮粥，半熟时加入菊花脑，再适当加水。粥沸后加入冰糖，稍凉后服食。每日早晚各吃 1 次，一般不少于 3 个月。功能清肝明目，降压消暑。适用于高血压病人肝火目赤、头晕目眩、烦躁失眠、口苦耳鸣、风火目翳等证，久服还可预防高血压引起的脑出血。

■ 芹菜粥治高血压

◎ 粳米 100 克，新鲜芹菜（连根须）100 克。粳米加水常法煮粥。芹菜切碎，于粥半熟时加入。煮熟后，每日早晚温服，一般不少于 3 个月。适用于高血压而有面目红赤、头昏耳鸣、头重脚轻、行步飘摇等症状者。用鲜芹菜 500 克，用冷开水洗净，捣烂取汁，加蜂蜜 50 毫升搅匀，1 日分 3 次服，亦有效验。

■ 山楂粥治高血压

◎ 山楂 30 ～ 45 克（或鲜山楂 60 克），粳米 100 克，砂糖适量。将山楂煎取浓汁，去渣，同洗净的粳米同煮，粥将熟时放入砂糖，稍煮 1 ～ 2 沸即可。作点心热服；10 日为 1 个疗程。此方有健脾胃、助消化、降血脂之功。适用于高血压、高脂血症、冠心病，以及食积停滞，肉积不消。此粥不宜空腹及冷食（《粥谱》）。

■ 泽泻粥降压降脂

◎ 泽泻15 ～ 30 克，粳米 50 ～ 100 克，砂糖适量。先将泽泻洗净，煎汁去渣，入淘净的粳米共煮成稀粥，加入砂糖，稍煮即成。每日 1 ～ 2 次，温热服。功能降血脂，泻肾火，消水肿。适用于高血压合并高脂血症、小便不利、水肿等。

■ 菊花决明子粥治高血压

◎ 菊花 10 克，决明子 10 ～ 15 克，粳米 50 克，冰糖适量。先把决明子放入砂锅内炒至微有香气，取出，待冷后与菊花煎汁，去渣取汁，放入粳米煮粥，粥将熟时，加入冰糖，再煮 1 ～ 2 沸即可食。每日 1 次；5 ～ 7 天为 1 个疗程。功效：清肝明目，降压通便。适用于高血压、高脂血症，以及习惯性便秘等。但大便泄泻者忌服。

■ 三七首乌粥治高血压

◎ 三七 5 克，制何首乌 30 ～ 60 克，粳米 100 克，大枣 2 ～ 3 枚，冰糖适量。先将三七、何首乌洗净放入砂锅内煎取浓汁，去渣，取药汁与粳米、大枣、冰糖同煮为粥。供早晚餐服食。功效：益肾养肝，补血活血，降血脂，抗衰老。适用于老年高血压合并高血脂，血管硬化，大便干燥，及头发早白，神经衰弱。注意：大便溏薄者忌服。服何首乌粥期间，忌吃葱、蒜（《大众医学》）。

■ 大蒜粥治高血压

◎ 紫皮大蒜 30 克，粳米 100 克。将大蒜去皮，放沸水中煮 1

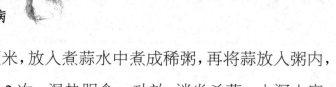

分钟后捞出，然后取粳米，放入煮蒜水中煮成稀粥，再将蒜放入粥内，同煮为粥。用法：每日 2 次，温热服食。功效：消炎杀菌，止泻止痢，降压降脂。适用于高血压、高脂血症等（《食疗本草》）。

按：大蒜所含大蒜苷，有降压作用；大蒜中含锗量很高，比人参含锗量高 1 倍多，它具有降低血压、防止心血管疾病的作用，具有良好的抗氧化活性和预防胃癌的作用。国内外临床实践证实，大蒜确有降低血压的效果，且其降压效果持久而稳定。中等至严重程度的高血压患者，连续 12 周每日食用大蒜，血压就能降至正常水平。

■ 大蒜枸杞糯米粥治高血压

◎ 紫皮大蒜 30 克，枸杞子 10 克，糯米 100 克，红糖适量。大蒜去皮洗净、切碎，剁成糜糊状，待用；糯米、枸杞子淘洗干净，加水煮粥，粥将成时，加入蒜糜调匀煮沸，并加入红糖调味即成。每日 1 剂，分 2 次服食。具有滋阴补虚、行滞降压等功效，适用于各型高血压，尤其适用于阴虚型高血压患者（《妙用大蒜治百病》）。

■ 大蒜小米粥治高血压

◎ 紫皮大蒜 50 克，小米 60 克，猪油、盐各适量。紫皮大蒜去皮洗净，入沸水中煮 1 分钟捞出，待用；小米洗净，放入煮过大蒜后的水中煮粥，粥将成时，再加入蒜头煮熟，用盐、猪油调味即成。每日1剂，分2次服食。具有补虚抗结核、降压、去脂等功效，适用于老年高血压、动脉硬化等（《妙用大蒜治百病》）。

■ 灵芝大枣粥治高血压

◎ 灵芝粉、红糖各20克，大枣15枚，糯米100克。将大枣、糯米淘洗干净，放入砂锅，加水煮粥，至糯米烂熟时，加入灵芝粉、红糖拌匀，继续以小火煨煮10分钟即成。每日1剂，分早晚2次服食。具有益气养血、除烦降压等功效，适用于气血虚型高血压病等（《妙用大枣治百病》）。

■ 何首乌大枣粥治高血压

◎ 何首乌60克加水煎浓汁，去渣后加粳米100克、大枣3～5枚、冰糖适量，同煮为粥，早、晚食之，有补肝肾、益精血、乌发、降血压，降血脂之功效（《妙用大枣治百病》）。

■ 绿豆海带粥治高血压

◎ 绿豆、海带各100克，大米适量。海带切碎与其他2味同煮成粥。长期当晚餐食用，根据患者饭量而定量。具清热解毒，降压

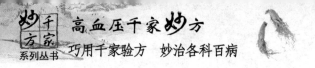
功效，适用于原发性高血压等。

■ 葛根粉粥治高血压

◎ 葛根粉 30 克，粳米 50 克，共煮粥服用。适用于老年人糖尿病，或伴有高血压、冠心病者。葛根含黄酮类，具有解热、降血脂、降血压、降血糖作用。

■ 山药粥治高血压

◎ 生山药 60 克，大米 50 克，先煮米为粥，山药为糊、酥油蜜炒合凝，用匙揉碎，放入粥内食用。适用于高血压、糖尿病脾肾气虚，腰酸乏力、大便溏泄者。

■ 槐花粥治高血压

◎ 干槐花 30 克（鲜品 50 克），粳米 50 克，煮粥服用。适用于糖尿病合并高血压患者。槐花可扩张冠状动脉，防治动脉硬化，常服用有预防中风作用。

■ 皮蛋淡菜粥治高血压

◎ 皮蛋 1 个，淡菜 50 克，粳米 100 克。先将皮蛋去壳，淡菜洗净浸泡，同粳米共煮成粥，加油盐少许调味，分早、晚两次食用。

此粥具有滋阴降火之功效，适用于老年高血压、耳鸣、眩晕等症。

■ 决明子粥治高血压

◎ 决明子 18 克，粳米 100 克，冰糖 15 克。先取决明子置于锅内炒至微有香气取出，待冷却后加水适量煎取药汁与粳米同煮成粥，再加入冰糖稍煮即可，分早、晚两次食用。此粥具有清肝、明目、通便之功效，适用于老年高血压、高血脂以及习惯性便秘患者。

■ 花生石决明粥辅治高血压

◎ 石决明 30 克，花生仁 50 克，粳米 100 克。将石决明打碎，入锅中，加水适量，大火先煎 1 小时，去渣滤取药汁。再将药汁与花生仁、粳米同煮成稀粥。用法：早晚温热食用，5～7 日为 1 个疗程。功效：平肝潜阳，清热降压。用于 1 级高血压或血压偏高者。

■ 花生桑叶荷叶粥降脂减肥

◎ 桑叶 10 克，新鲜荷叶 1 张，粳米 100 克，花生仁 50 克，砂糖适量。制作：先将桑叶、新鲜荷叶洗净煎汤，取汁去渣，加入粳米（洗净）、花生仁同煮成粥，兑入砂糖调匀即可。用法：供早晚餐温热服，或作点心服食。功效：降血压，降血脂，散瘀血，解暑热。适用于

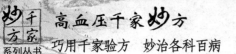
高血压、高血脂、肥胖症。

■ 桃仁粥治高血压

◎ 桃仁 18 克，粳米 100 克。先将桃仁捣烂如泥，同粳米煮成粥，分早、晚两次食用。此粥具有活血通络、祛瘀止痛之功效。适用于老年高血压、冠心病及心绞痛者。

■ 荠菜粳米粥治高血压

◎ 鲜荠菜 150 克，粳米 100 克。将荠菜洗净，切碎为末，待用；粳米淘洗干净，加入水煮粥，粥将成时，加入荠菜末搅匀，小火煨煮片刻即成。每日 1 剂，分早、晚 2 次服食。具有补脾健胃、清肝明目、降压等功效，适用于各型高血压，对老年性肝肾阴虚、肝阳上亢型高血压患者尤为适宜。

■ 荠菜马兰粥治高血压

◎ 荠菜、马兰头各 100 克，大米 60 克，盐、味精、麻油、白糖各适量。将荠菜、马兰头洗净，用沸水焯后切细，待用；大米淘洗后煮粥，粥将成时加入荠菜、马兰头及其余各味，调匀稍煮沸即可。每日 1 剂，分 1～2 次服食。具有清热解毒、降压去脂等功效，适用于肝火上亢型高血压患者。

■ 胡萝卜粥治高血压

◎ 新鲜胡萝卜150克，粳米100克。制作：将胡萝卜洗净切碎，与粳米同入锅内，加清水适量，煮至米开粥稠即可。用法：早晚餐温热食。本粥味甜易变质，需现煮现吃。功效：健脾和胃，补肝明目，降压利尿。美国科学家研究证实：每天吃两根胡萝卜，可使血中胆固醇降低10%～20%。所含槲皮素、山柰酚能增加冠状动脉血流量，有降低脂降压，强心作用，是高血压、冠心病患者的食疗佳品。

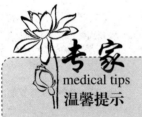

专家
medical tips
温馨提示

高血压最伤心、脑、肾

高血压病人主要表现为头痛、头晕及头涨，也可有头部沉重感，经降压治疗后头痛等症状可以减轻。高血压最大的危害是对心、脑、肾等重要器官的损害。

高血压对心脏的损害是首当其冲的。由于血压长期升高，增加了心脏负担，可导致高血压性心脏病。又由于高血压可促进动脉粥样硬化，部分病人可合并冠状动脉粥样硬化性心脏病，出现心绞

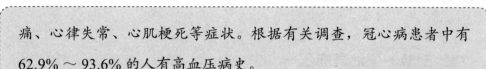
痛、心律失常、心肌梗死等症状。根据有关调查，冠心病患者中有62.9%～93.6%的人有高血压病史。

高血压病早期可致肾的小动脉痉挛；晚期使肾的小动脉发生硬化、狭窄、闭塞，逐渐出现肾萎缩而发生肾功能不全，甚至发展为尿毒症。高血压病初期小便检查可正常，随后可出现少量蛋白尿及管型尿。晚期出现肾功能减退甚至衰竭，临床出现多尿、夜尿、口渴、多饮、尿比重降低等，肾衰竭的损害将是不可逆的。

高血压引起的脑血管疾病主要有脑出血、高血压脑病和脑梗死等，其中脑出血是高血压晚期最常见的并发症，病死率较高，易遗留偏瘫或失语等致残性后遗症，需紧急处理。

鉴于上述，有高血压病史的人应定期检查身体和测量血压，坚持服药，注意调理。发现有心、脑、肾损害征兆者要及时就医，以免贻误病情。

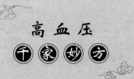

汤羹妙方治高血压

■ 玉米须龟肉汤调治高血压

◎ 乌龟 1 只（500 克以上），玉米须 120 克。将乌龟放入盆中，倒入热水，待排尽尿，洗净，去头足，除内脏，放入砂锅内，将洗净的玉米须也放入砂锅，加水适量，先用武火煮开，再用文火慢煮至熟透。食龟肉，饮汤。功效：补益肝肾，滋阴养神，适用于肝肾阴虚型高血压，症见眩晕、容易疲劳、腰膝酸软、遗精、视力减退、耳鸣、舌质淡、苔白、脉沉或细者。

■ 荷叶冬瓜汤治高血压

◎ 荷叶 50 克（干荷叶可用 20 克），冬瓜 500 克，食盐 3 克。荷叶剪成小片，冬瓜切成小块，同煮，沸后加盐调味。服时滤去荷叶渣，饮汤吃冬瓜。血压偏高者食用可减轻头痛、头昏、眩晕、耳鸣、头重脚轻及水肿症状，1 周后即有明显降压效果。

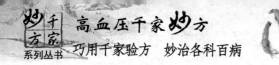

■ 赤小豆白菜汤治高血压

◎ 白菜 200 克，赤小豆 30 克，大葱 10 克，姜 5 克，盐 2 克，植物油 25 克。做法：将赤小豆去杂质，洗净。白菜洗净后切成 6 厘米长的段。然后将姜切成片，葱切成段。再将炒锅置武火上，加入素油，待油烧至六成热后，加入姜片、葱段爆香。接着，加入 1000 毫升清水，放入赤小豆煮 40 分钟。最后，再放入白菜煮至断生，加盐即成。本品具有清热解毒，利水降压之功效，适于肝阴阴虚型高血压患者食用。其症见头晕、耳鸣、脑中空痛、两目干涩、视物模糊、腰膝酸软、肢体麻木、两腿无力、步履不稳、心悸、小便频而量少、大便干少、舌红苔少、脉沉细数或虚大无力等。

按：鲤鱼与赤小豆同煮，两者均能利水消肿，在用于治疗肾炎水肿时效果很好。但是正是因为利水功能太强，正常人应避免同时食用两者。尽量隔几个小时再食。所以，是否可以同食因人的体质不同而异。

■ 杜仲黄瓜汤补肝肾降血压

◎ 黄瓜 300 克，杜仲 25 克，鸡蛋 50 克，料酒 10 毫升，姜 5 克，大葱 10 克，盐 3 克，鸡精 3 克，植物油 25 毫升。制作：将杜仲去粗皮后润透，切成丝，并炒焦；黄瓜洗净，切成薄片；鸡蛋磕入碗内，搅散；姜切成片，葱切成段。将炒锅置武火上烧热，待油烧至六成热时，加入姜片、葱段爆香；再加入杜仲及 1800 毫升清水煮 15 分钟；再加入黄瓜片、鸡蛋、盐、鸡精即成。本品具有补肝肾、清热利尿、降血压之功效，适用于肾虚腰痛、高血压病等症。

按：杜仲为杜仲科植物杜仲的干燥树皮，是中国名贵滋补药材。味甘、微辛，性温。具有补肝肾、强筋骨、降血压、安胎等诸多功效。现代研究表明，杜仲能增强肾上腺皮质功能，增强机体免疫功能；有镇静、镇痛和利尿作用；有一定强心作用；能使子宫自主收缩减弱，对子宫收缩药有拮抗作用；有较好的降压作用，能减少胆固醇的吸收。实验观察证明，炒杜仲的降压作用比生杜仲的降压作用大，醇浸液比水煎液的降压作用小。

■ 大蒜汤治高血压

验方 1　绿豆大蒜汤

◎ 大蒜 15 克，绿豆 100 克，冰糖适量。大蒜、绿豆同煮，待绿豆熬至开花糜烂，加入冰糖即可食用，每日分数次服，疗程不限。

验方 2　大蒜芹菜汤

◎ 大蒜 10 克，芹菜 100 克，葱头 5 克，荸荠 5 个。将以上各

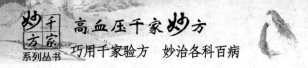
料加水煮汤，制成一碗量剂。每日 1 次，有降血压作用。

■ 黄花菜蘑菇汤降压降脂

◎ 贡丸数个，黄花菜、干香菇、草菇、蘑菇、平菇各 25 克，鸡腿 1 只（约 70 克），葱 1/2 根，红辣椒 1/2 个，香油 2～3 滴。做法：将贡丸洗净，放入滚水中氽烫，捞出。葱洗净，切末；红辣椒去蒂及籽，切丝。将黄花菜和所有菇类洗净、泡软、去蒂，放入锅中加水煮熟，滴入 2～3 滴香油，加入葱花及红辣椒丝即可。此汤不仅有降血压、降血脂，还有美容瘦身之效。如果加强瘦身的效果，可以不加香油和任何肉类。

■ 荠菜蛋花汤治高血压

◎ 鲜荠菜 200 克，鸡蛋 1 个，盐、麻油各适量。将荠菜洗净，切成段；鸡蛋打入碗中，按顺时针方向搅打成糊状，待用。锅中放适量水煮沸，倒入鸡蛋糊呈蛋花状，加入荠菜段，用小火煮沸即成，撒入盐，淋上麻油即可食用。每日 1～2 剂，分 1～2 次服用。具有和脾利水、清肝降压等功效，适用于各类高血压病，对肝火上炎、痰浊内蕴型高血压患者尤为适宜。

■ **西湖莼菜汤降压降脂**

◎ 瓶装西湖莼菜1瓶，熟笋、西红柿、水发香菇各50克，姜末适量。莼菜沥去卤汁，倒入碗中用沸水泡过后，沥干水分；水发香菇、熟笋切成丝，西红柿洗净切成片条；炒锅放油，烧至五成热，放入姜末煸炒至油热姜香，加入鲜汤、香菇丝，烧沸后放入笋丝、莼菜、西红柿，加入味精、料酒，烧至入味，淋上麻油，装入大汤碗。此汤清香鲜美，味道可口，具有降血压、降血脂、抗癌等功效。可作为高血脂、高血压、癌症、冠心病等体虚患者的营养辅助食疗汤菜。

■ **马兰头地黄汤调治高血压**

◎ 马兰头30克，生地黄15克，煎服，每日2次，10日为1个疗程，如无不适等副作用出现，可持续服用一段时间，以观后效。马兰头味甘、性平、微寒、无毒，具有清凉、去火、止血，抗菌、消炎功效，对高血压有辅助治疗作用。尤其适于高血压伴有眼底出血、眼球胀痛者服用。

■ **牛蒡鱼蓉羹治高血压**

◎ 牛蒡100克，鱼肉100克，西红柿15克，豌豆25克，面包

100 克,肉汤 250 克,干香菇 15 克,植物油 150 毫升（实耗 25 毫升），黄酒、味精、盐、干淀粉各适量。做法：先将香菇用水泡发去根，切成小方丁，将牛蒡剁碎，西红柿、面包丁、淀粉用水调好；取鱼肉下开水锅，微火煮熟后捞出碾成碎泥；肉汤烧开倒入鱼肉泥、捣碎的牛蒡、豌豆、香菇丁、西红柿丁、味精、黄酒、盐等。待水再开时加入湿淀粉，略搅几下，加入猪油做成鱼蓉羹；再取植物油倒入锅中，倒上鱼蓉羹即成。功效：补益脾胃，清肝降压。适用于高血压、脑血管疾病、冠心病等。

■ "东坡羹"治高血压

◎ 荠菜 200 克，米粉 50 克，豆粉、蜂蜜各 20 克，酸梅 10 个，熟素油、姜末各适量。荠菜洗净，放入沸水焯 1 ～ 2 分钟，捞出，切成细末状，加入熟素油及姜末调匀，置碗中待用。锅中加入水及酸梅，用大火烧沸，缓缓调入米粉及豆粉，煨煮至黏稠时，加入荠菜末，边搅动边拌和，羹将成时停火，调入蜂蜜，和匀即成。这就是有名的"东坡羹"。每日 1 剂，分 2 次服食。具有补肝肾、益心脾、调中开胃、利水降压等功效，适用于各类高血压病，对老年性肝肾阴虚、阴阳两虚型高血压病尤为适宜。

■ 冬瓜鳙鱼头汤治高血压

◎ 冬瓜 500 克，鳙鱼头 250 克，先用油煎鱼头至金黄色，放入冬瓜，加清水适量，文火炖 4 小时，加食盐调味食用佐膳。每日 2 次。治高血压、肝阳上亢、头痛眼花。

■ 冬瓜草鱼汤治高血压

◎ 草鱼 1 条，重 200 ～ 250 克，去鳞鳃及内脏，洗净，锅内放适量油。烧热，将鱼放入煎至两面金黄色取出。再取冬瓜 500 克，洗净，切块，同煎好的草鱼一起放锅内。加水适量，用文火煮 3 ～ 4 小时，加食盐少许调味，即可。每次饮 200 毫升，每日 1 ～ 2 次。功效：平肝祛风，利水降压。常服能治肝阳上亢之高血压。

按：草鱼性温味甘，功能平肝祛风，暖胃和中。冬瓜性凉微寒味甘淡，功能清热解毒，利尿除暑，由于含钠量较低，是冠心病、高血压、肾病患者的佳蔬。

■ 芦笋冬瓜汤治高血压

◎ 芦笋 250 克，冬瓜 300 克。将芦笋和冬瓜洗净后（冬瓜去皮），放入小锅中加入适量的水，再加入盐、味精等调料一起煮汤后食用。

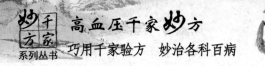

功效：降脂、降压，清热利水，抗癌解暑。用于高血压、高血脂以及各种肿瘤、夏季发热、口渴尿少等病症。

■ 冬瓜银耳羹治高血压

◎ 冬瓜 250 克，银耳 30 克。先将冬瓜去皮、瓤，切成片状；银耳水泡发，洗净；锅放火上加油烧热，把冬瓜倒入煸炒片刻，加汤、盐，烧至冬瓜将熟时，加入银耳、味精、黄酒调匀即成。功效：此汤具有清热生津、利尿消肿之功效，适宜高血压、心脏病、肾炎水肿等患者服食。

■ 蚕豆冬瓜皮汤治高血压

◎ 蚕豆 250 克，冬瓜皮 100 克。把蚕豆、冬瓜皮煮熟。每天早、晚分食。功效：健脾消肿，清热祛风。对高血压病、肥胖症、糖尿病、动脉硬化症、冠心病有疗效。

■ 冬瓜三豆汤治高血压

◎ 绿豆 60 克，冬瓜 250 克，蚕豆 100 克，白扁豆 30 克。把配料放入砂锅中，煮 1 小时，取汤即可。每天早、晚分饮。功效：健脾利湿，清暑消肿。对高血压、糖尿病、肥胖症、高脂血症、脂肪肝、中风后遗症均有疗效。

■ 冬瓜赤豆山药羹治高血压

◎ 冬瓜 500 克，赤小豆、山药各 50 克，红糖、藕粉各 30 克。冬瓜去皮、子，洗净切碎，山药去皮，洗净、切碎，2 味同入家用粉碎机中打成糊状，入碗待用；赤小豆洗净，入砂锅，加适量水，以中火煨煮至熟烂，加入冬瓜、山药糊及红糖，小火煨煮至沸，调入湿藕粉，以小火煨拌至羹状即成。每日 1 剂，分早、晚 2 次服用。具有利水消肿、补虚降压等功效，适用于各型高血压病，对老年痰浊内蕴型高血压患者尤为适宜。

■ 灵芝木耳羹治高血压

◎ 灵芝粉 20 克，黑木耳、白木耳各 15 克，冰糖、蜂蜜各 10 克。黑木耳、白木耳用温水泡发后洗净，放入碗中，加适量清水，倒入灵芝粉及冰糖拌匀，入蒸锅，隔水大火蒸 45 分钟，取出稍凉，调入蜂蜜即成。每日 1 剂，分早、晚 2 次服用。具有滋阴补虚、养血降压等功效，适用于中老年肝肾阴虚、阴阳两虚型高血压病等。

■ 枸杞芹菜鱼片汤治高血压

◎ 鲩鱼肉 60 克，枸杞枝叶 250 克，芹菜 120 克，生姜 3 片，

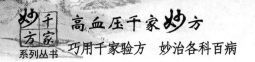
芡粉适量。将枸杞洗净，摘叶；芹菜去根、叶，洗净，切段；鲩鱼肉洗净，切片，用适量盐、姜丝、芡粉、油拌匀。先将枸杞枝扎成一团，加适量清水，文火煮沸约20分钟，去枸杞枝留汤用。再将芹菜、枸杞叶、花生油少许放入枸杞汤内，文火煮沸约10分钟，下鱼肉稍煮至刚熟，调味即成。随量饮汤食菜、肉。功效：清肝，平肝，明目。适用于高血压病属肝阳亢盛者。症见头痛眩晕，目赤涩痛，小便不利；亦可用于急性眼结膜炎属肝热者，症见目赤肿痛、头痛。

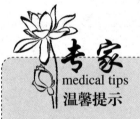

专家 medical tips 温馨提示

发现高血压，治疗莫懈怠

高血压患者治与不治，后果截然不同。经过系统治疗的病人，可以延缓病情进展，减少高血压引起的严重并发症，如脑出血、心力衰竭、肾衰竭的发生。研究显示，治疗前舒张压高于115毫米汞柱的高血压患者，在有计划、有系统的治疗后，并发症和死亡率均远低于未经治疗的病人。舒张压为90～114毫米汞柱的病人，治疗效果亦非常显著，表现在脑出血人数、死亡人数以及发展为急进型高血压、左心功能衰竭和肾功能减退的人数均减少，而且血压可多年保持稳定，亦不易发生左心室肥厚或心力衰竭。因此，目前凡舒张压高于100毫米汞柱的患者，必须接受降压药物治疗。

对于"临界"高血压患者在开始接受治疗时应尽量采用非药物治疗，如减少钠盐的摄入、减轻体重和适当进行体育锻炼，并做到持之以恒。经上述方法治疗3～6个月后无效者，对于大多数病人，最初仍只需使用利尿药即可获得良好的控制血压效果，中药也是最佳的选择。对高血压及血压偏高人群要积极大力倡导健康生活方式，尽可能通过多运动、少食盐、不酗酒、不吸烟等非药物治疗把血压稳步地降下来。

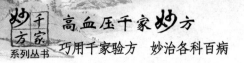

家常菜肴治高血压

高血压除药物治疗外，日常所有膳食菜肴，若用之得当，对于防治高血压是大有裨益的。

◆ 芹菜：味甘、性凉、无毒，具有健胃、利尿、凉血、调经功效。高血压患者有头痛脑涨，颜面潮红，精神易兴奋的症状，可将新鲜芹菜包括叶、根洗净，以沸水烫 2 分钟，捣烂绞汁，每次服 1 小杯，每日 2 次，可使血压下降，症状消失。

◆ 海带：味咸、性寒、无毒，具软坚散结，利尿降压效果。经常吃海带，不但能够防治甲状腺肿大，而且可以防治高脂血症、高血压、冠心病等。

◆ 菠菜：味甘、性凉、无毒，具有利五脏、通血脉、止渴、润肠的作用。高血压患者若有便秘、头痛、面赤、目眩症状，可将新鲜菠菜用沸水烫约 3 分钟，以麻油拌食，每日 2 次，每日食 250 克，10 日为 1 个疗程。

◆ 豌豆嫩苗：味甘、性平、无毒，具有利尿、解毒、消肿、止痢功效。高血压者可取豌豆嫩苗，洗净捣烂，用干净纱布包好榨汁，每次半茶杯，略加温服。每日 2 次，10 日为 1 个疗程，可持续服用一段时间。

◆ 木耳：味甘、性平、无毒，具有滋胃益气、和中凉血、降压利便、滋补强壮的功效。高血压患者有血管硬化、眼底出血症状，可取黑木耳或白木耳 3 克，清水浸泡一夜，于饭锅上蒸食，加入适量冰糖（糖尿病不宜），睡前服用，每日 1 次，可持续服用。

◆ 马兰头：味甘、性平、微寒、无毒，具有清凉、祛火、止血、抗菌、消炎功效。高血压、眼底出血、眼球胀痛者，可用马兰头 30 克，生地黄 15 克，煎服，每日 2 次，10 日为 1 个疗程，如无不良反应出现，则可持续服用一段时间，以观后效。

◆ 洋葱：几乎不含有脂肪，而且能够减少外周血管的阻力，对抗人体内儿茶酚胺等升压物质的作用，还能保持体内钠盐的排泄，从而使血压下降。洋葱皮中所含的芦丁，能使毛细血管保持正常的功能，具有强化血管功能的作用，对预防高血压和脑出血有益。

此外，海蜇、黄瓜、马齿苋、菊花脑、玉米须、茭白和蕹菜等均有不同程度的降压作用。巧烹菜肴防治高血压裨益多多。

■ 黑木耳炒黄花菜调治高血压

◎ 木耳 20 克，黄花菜 80 克，精盐、味精、葱花、花生油、湿淀粉、素鲜汤各适量。制法：先将木耳放入温水中泡发，去杂洗净，撕成小片；黄花菜用冷水泡发，去杂洗净，挤去水分，切成小段。再于锅中放花生油烧热，放入葱花煸香，放入黄花菜段、木耳、煸炒，加入素鲜汤、精盐、味精煸炒至木耳、黄花菜熟而入味，用湿淀粉勾芡，出锅即成。此菜滑润清淡，咸香适口。功效：清肝降压，化瘀除脂。用于肝阳偏亢之高血压，肝火上炎之目赤肿痛、红眼病等症，还可推迟老年人老花眼的出现。常食能"安五脏，补心志，明目"（《本草图说》），也是降血脂佳肴。

■ 麦冬首乌黑豆炖甲鱼降压降脂

◎ 麦冬、何首乌各 30 克，黑豆 60 克，甲鱼 1 只，大枣 5 枚，植物油、姜片、精盐、味精各适量。做法：将甲鱼宰杀，去内脏，洗净，切块，入油锅略炒；将麦冬、黑豆、何首乌、大枣分别洗净。将甲鱼块、黑豆、麦冬、何首乌、大枣（去核）一起放入炖锅内，加入适量水，用小火炖至甲鱼肉熟烂，下精盐、味精即成。用法：吃黑豆、甲鱼肉，饮汤。功效：滋阴，清热，降压。适用于高血压病、高脂血症、冠心病等病症。

■ 口蘑烧冬瓜治高血压

◎ 冬瓜 500 克，水发口蘑 100 克，料酒、精盐、味精、湿淀粉、豆油、豆芽汤各适量。将冬瓜洗净，去皮，去瓤，下沸水锅煮熟捞出，放凉水中浸凉，再捞出，切成小块；将水发口蘑去杂洗净，备用。炒锅烧热放豆油，放入豆芽汤、口蘑、冬瓜块、料酒、精盐、味精，用旺火烧沸，改用小火炖至口蘑、冬瓜入味，用湿淀粉勾芡，即可出锅装汤盘食用。适用于高血压患者调理食用。

■ 大蒜拌黄瓜清热降压

◎ 大蒜 20 克，黄瓜 200 克，盐 3 克，葱 10 克，醋 10 毫升，白糖 3 克，芝麻油 5 毫升。制作：将黄瓜洗净，去皮，切成丝；葱洗净。切成长的段，蒜去皮，切片。将黄瓜丝放入大碗中，加盐、葱、醋、大蒜、芝麻油拌匀即成。每日 1 次，佐餐食用。功效：清热，解毒，利尿，降压。高血压患者可作为常食菜肴。

■ 大蒜腐竹焖鳖治高血压

◎ 鳖（甲鱼）500 克，腐竹 60 克，大蒜（白皮）90 克，姜 5 克，大葱 5 克，盐 3 克。将鳖活闷，去肠杂，切块，用开水拖去血腥，

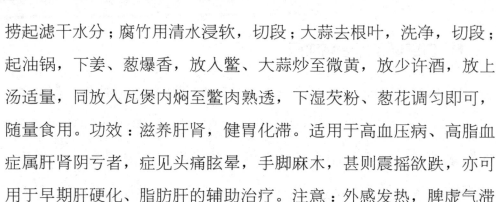
高血压千家妙方
巧用千家验方　妙治各科百病

捞起滤干水分；腐竹用清水浸软，切段；大蒜去根叶，洗净，切段；起油锅，下姜、葱爆香，放入鳖、大蒜炒至微黄，放少许酒，放上汤适量，同放入瓦煲内焖至鳖肉熟透，下湿芡粉、葱花调匀即可，随量食用。功效：滋养肝肾，健胃化滞。适用于高血压病、高脂血症属肝肾阴亏者，症见头痛眩晕，手脚麻木，甚则震摇欲跌，亦可用于早期肝硬化、脂肪肝的辅助治疗。注意：外感发热，脾虚气滞者不宜食用本品。

■ 灵芝牛肉治高血压

◎ 灵芝粉 50 克，牛肉 1000 克，八角、茴香、桂皮、花椒、豆蔻、砂仁、葱花、姜末、料酒、盐、味精、酱油、红糖各适量。牛肉洗净，切成 3 厘米宽、1 厘米厚、6 厘米长的肉条，与灵芝粉同入锅中，加入其余各味调料及清水，先用大火煮沸，再改用小火煨至牛肉九成熟烂、汤汁浓稠时，将牛肉捞出，凉凉片刻，上炉烤干即成。每日 2 次，每次 30 克，含入嘴中，缓慢嚼食。具有阴阳双补、强心降压等功效，适用于阴阳两虚型高血压病等。

■ 黄瓜海蜇丝清热降压

◎ 黄瓜 80 克，海蜇皮 100 克，柿子椒 30 克，大葱 5 克，姜 5 克，

054

香油 2 克，盐 2 克，味精 1 克。做法：嫩黄瓜切成丝；海蜇泡洗干净切成丝；红椒、葱、姜洗净分别切成丝备用；锅内倒水烧开，放入海蜇丝，快速焯透，捞出沥干水分备用；把嫩黄瓜丝、葱丝、姜丝、红椒丝放入小碗中调入盐、味精、香油拌匀腌 5 分钟；再放入海蜇丝拌匀，盛入盘中即可。佐餐食用，每日 1 次。可以有效缓解高血压和冠心病。

按：*海蜇在烫的时候不要用旺火且要迅速，以免烫老了口感不脆。*

■ 凉拌蒜黄瓜利湿降脂

◎ 鲜嫩黄瓜 2 条，大蒜头 4 瓣，调料适量。用法：将黄瓜洗净，轻轻拍打致裂，切成小段，将蒜头拍打成碎块，共同加入调料拌匀食用。功效：清热，利水，降压，化浊降脂。适用于高血压、高脂血症而且肥胖的人士食用。

■ 银丝黄瓜有利于降压

◎ 黄瓜 2 根，粉丝 50 克，芝麻油 10 克，酱油 8 克，白糖 5 克，食醋 5 克，食盐 3 克，味精 1 克，大蒜 4 瓣。制法：把黄瓜去皮洗净，切成块状，放入碗内；蒜瓣捣碎，拌入黄瓜内，撒入适量食盐腌渍片刻。将粉丝洗净，煮好，捞出放入冷水过凉，沥干水分装入盘内。

将腌渍过的黄瓜沥去汁，倒在粉丝上，再倒入酱油、醋、白糖、味精、芝麻油，拌匀即可。佐餐食用，每日 1 次。功效：有利于降压。

■ 糖醋黄瓜治高血压

◎ 黄瓜 250 克，白糖 10 克，香油 2 克，醋 10 克。先将黄瓜洗净，切成小段后再去中间的瓤及子，仅留其皮肉，使其呈圆体形态，将糖醋调好，先把黄瓜卷放入浸约半小时，放上香油，佐餐食用，酸甜清脆。具有清热、解毒、止渴、利尿的功效，适用于老年人和高血压、冠心病、脑血管病、肥胖症、小便不利等患者。

■ 凉拌马齿苋辅治高血压

◎ 将新鲜马齿苋 150 克放在开水中，约煮 2 分钟，捞出阴干，加少许油盐和捣烂的大蒜，拌成凉菜，分两餐食用，连食 15 天以上显效（《老年日报》）。

■ 荠菜芹菜炒荸荠治高血压

◎ 荠菜 200 克，荸荠、芹菜各 100 克，盐、味精、素油各适量。荠菜洗净后切碎，荸荠去皮洗净切片，芹菜洗净切成小段。素油入锅烧热，先放入芹菜翻炒 3 分钟，再加入荸荠片及适量水，煮沸 5

分钟后下荠菜拌匀，炖煮片刻，调入盐及味精即成。每日 1 剂，分
2 次佐餐食用，连用 10 ～ 15 天为 1 个疗程。具有平肝清热、降压
去脂等功效，适用于肝火上炎、肝阳上亢型高血压患者。

■ 三菜煮豆腐治高血压

◎ 荠菜 150 克，芹菜、小白菜各 60 克，豆腐 250 克，黄酒、盐、
熟素油各少许。荠菜、芹菜、小白菜洗净后切碎；豆腐切成 6 块。
先将芹菜、荠菜煮片刻，再加入小白菜及油、盐稍煮，最后加入豆
腐及黄酒拌匀，煮沸即可。每日 1 剂，分 2 次食用。具有平肝清热、
和脾胃等功效，适用于肝火上炎型高血压病等。

■ 酸炒萝卜丝治高血压

◎ 红萝卜丝 300 克，干辣椒 10 克，植物油 60 毫升，大蒜瓣 20 克，
香油、精盐、味精各适量。红萝卜丝洗净，晾干，放入装酸汤的缸内，
盖上盖，腌渍 2 天。干辣椒去蒂切碎，蒜瓣剥皮切片。净锅置武火上，
将油烧至七成热，放干椒炒香，再放蒜片煸出香味，倒入酸萝卜丝，
加盐、味精炒匀，淋上香油，装盘即成。本菜具有养肝明目的作用。
适用于各类症型高血压，尤以肝肾阴虚者为佳。是高血压伴糖尿病
的首选菜肴。

■ 绞股蓝炖乌龟调治高血压

◎ 绞股蓝 20 克，乌龟 1 只（约 250 克），黄酒、葱花、姜末、精盐、味精各适量。做法：将乌龟宰杀，去头、爪和内脏，洗净后备用。将绞股蓝拣去杂质，洗净，切段后放入纱布袋中，扎口，与乌龟一同放入砂锅，加适量水，以大火煮沸，加黄酒、葱花、生姜末，改用小火炖煨 1 小时，待龟肉熟烂，加精盐、味精，调和均匀即成。功效：滋阴补肾，降脂降压。适用于肝肾阴虚型高血压。

■ 醋浸花生米治高血压

◎ 取花生米、食醋各适量。将花生米放在醋中浸泡 7 天即可。每天早、晚各吃 10 颗花生米，可清热活血、保护血管壁、阻止血栓形成，对高血压有很好的疗效。血压下降后可隔数日再服 1 次。

按：花生油中的脂肪酸主要是油酸。美国和澳大利亚营养学专家试验证明，油酸可降低血脂、降低总胆固醇和有害的胆固醇，保护有益的胆固醇。科研、医学领域的高血压专家对地中海沿岸居民所做的心血管流行病学调查发现，尽管当地居民摄入高脂膳食，但由于他们主要食用以油酸为主要成分的橄榄油，心血管疾病发病率反而较低。这就是神奇的"地中海膳食模式"。对高血压的研究表明，对心血管疾病发生的危险性，食用花生油及花生食品可降低 21%。

■ 香芹醋花生治高血压

◎ 红衣花生仁 500 克，食醋 100 毫升，香芹 100 克，麻油、精盐各适量。做法：花生仁置于食醋中浸泡 1 周以上（浸泡时间越长越好），食用时取适量。香芹洗净切约 3 厘米长段，晾干水分。香芹与食醋、花生仁混匀后，放入麻油、精盐调和片刻即可。本菜鲜脆可口，降压效果非常好。对高血压有一定的辅助治疗作用。

■ 口蘑白菜治高血压

◎ 白菜 250 克，干口蘑 3 克，调料适量。将白菜切段，口蘑泡发。油烧热后，将白菜入锅炒至七成熟，再将口蘑、酱油、糖、盐入锅炒熟即成。功效：可清热除烦、益胃气、降血脂。适用于高血压、冠心病、牙龈出血者。

■ 小白菜炖粉条治高血压

◎ 小白菜 750 克，红薯粉条 80 克，豆腐 450 克，虾干 12 只，八角 1 颗，葱 1 根，姜 2 片，大蒜 4 瓣。做法：将虾干冲洗干净，提前用温水泡发 20 分钟。红薯粉条提前用温水泡发 20 分钟。豆腐切方块备用。小白菜洗净，开水中焯一下，变色后迅速捞出过凉水，挤干水分备用。接着，起油锅，油热后，爆香葱姜蒜和八角。烹入料酒和生抽，把泡发好的虾干连同泡发的水倒入锅中，大火烧开。再加入豆腐和粉条，煮开后转小火炖5分钟。然后加入切好的小白菜，添加适量盐，继续炖5分钟。最后，调入味精和葱花出锅即可。适用于高血压患者。

按：此菜若加入高汤，味道会更加鲜美。不喜欢海产品的，可以用五花肉替代，两者都不喜欢的，素食味道也不错，更能体现小白菜本身的鲜味。添加豆腐和粉条后，注意锅内的水要没过原料，如需继续添加，记得一定要添加热水。若是喜欢小白菜口感软烂，可以适当延长炖煮的时间。

■ 大蒜木耳瘦肉汤通脉降脂

◎ 猪瘦肉50克，大蒜瓣20克，猪尾菜6克，黑木耳10克，生姜10克，大枣5枚，精盐4克，味精2克。制法：将猪瘦肉切片，大蒜剥去皮，猪尾菜、黑木耳洗净，与生姜、大枣同入锅中，加水适量煮烂熟后，入盐、味精调味。服法：连汤食用，每日一顿。功效：活血通脉，降脂降压。适用于高血压、高血脂、动脉硬化、脑血栓、冠心病等血液循环系统疾病，可作为长期维持治疗的调养食疗方。

■ 凉拌大蒜茄泥清热降压降血脂

◎ 茄子 2～3 个（200 克左右），大蒜头 3 瓣，姜末、酱油、香油、醋、盐各适量。制法：把茄子洗净切开蒸熟，搅碎为泥；然后用大蒜捣如泥，与姜末、酱油、香油、醋、盐，凉拌均匀即可。服法：佐餐食用，每日 1 次。功效：清热降压，化痰降脂。适用于痰热体质而且血脂偏高的高血压病人。

按：凉拌大蒜茄泥既好吃，又防病，是高脂血症病人的最佳佐膳。这个组方中的茄子有清热化痰之功，又能保护血管。美国学者在《降胆固醇十二法》一文中，将食用茄子降低胆固醇列为十二法之首。二是大蒜含有大蒜素，具有很强的杀菌作用，又能降血脂；三是姜末是健胃的良药；四是醋能软化血管，增进食欲，帮助消化，又能杀菌。所以，把它们搅拌为泥一起食用，不但风味佳、营养价值高，而且可开胃、防病。

■ 醋熘大蒜治高血压

◎ 大蒜 100 克，米醋 50 毫升，素油、盐、味精各适量。大蒜去皮切片，与米醋一起，入熟素油锅，急火熘炒片刻，加盐、味精调味即可。每日或隔日 1 剂，分次佐餐食用。具有行滞、活血、降

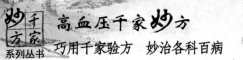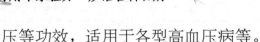

压等功效，适用于各型高血压病等。

■ 大蒜蒸西瓜治高血压

◎ 大蒜 50 克，西瓜 1 个（约 1000 克）。将西瓜洗净，挖一个三角形的洞，先放入去皮大蒜，再将挖下的瓜皮盖上，入盆中，隔水大火蒸 30 分钟即成。每日 1 剂，趁热分 1～2 次食用，吃蒜及瓜瓤。具有清热利尿、行滞降压等功效，适用于肝火上炎型高血压等。

■ 大蒜片炒豆腐治高血压

◎ 大蒜 50 克，豆腐 4 块，葱、姜丝、料酒、酱油、盐、味精、湿淀粉各适量，素油 100 毫升，麻油 5 毫升。将大蒜去皮洗净，切成片，待用；豆腐切成小块，晾干，放入七成热素油锅炸成黄色，捞出沥油，待用。锅留底油，用葱、姜丝炝锅，烹入料酒及酱油，加入清汤、蒜片、炸豆腐、盐及味精；用中火煨透，加入湿淀粉勾芡，淋入麻油即成。每日 1 剂，佐餐当汤分 2 次服用。具有补虚、行滞消积、补钙降压等功效，适用于各型高血压病等。

■ 珍品海味大蒜治高血压

◎ 大蒜、鲍鱼、鱼翅、花椒各 30 克，淡菜 50 克，熟地黄 10 克，姜片、料酒各 10 克,鸡汤 250 克,盐、味精各适量。大蒜去皮洗净,切片;鲍鱼、鱼翅发透后洗净,切成小块状;熟地黄水煎取汁,待用。鸡汤、熟地黄汁入锅,加入大蒜片及鲍鱼、鱼翅、花椒,先置武火上烧沸,再用文火炖 30 分钟,加入淡菜煮沸后,加入盐、味精调味即可。每日 1 剂,佐餐当汤食用。具有滋养补血、降压去脂等功效,适用于阴血虚型高血压病等。

■ 大蒜芹菜炒墨鱼治高血压

◎ 大蒜 30 克,芹菜、鲜墨鱼各 200 克,枸杞子 10 克,料酒、姜丝、葱花、酱油各 5 克,盐少许,素油 30 克。大蒜去皮洗净,切片,待用;芹菜洗净,切成 5 厘米长的段;墨鱼洗净,切成 4 厘米长的段。热炒锅加入素油,烧至六成热时,加入蒜片、葱花、姜丝炒香,随即加入墨鱼条煸炒,并加入芹菜条、枸杞子翻炒均匀,加入酱油、盐、味精调味即成。每日 1 剂,分 2 次佐餐食用。具有滋阴养血、降压去脂等功效,适用于阴血虚型高血压病等。

■ 菠菜海蜇拌蒜泥治高血压

◎ 大蒜 30 克,菠菜 300 克,海蜇 100 克,食醋、葱花、姜末各 5 克,盐 3 克,芝麻油 6 克,味精适量。大蒜去皮洗净,捣如泥,待用;

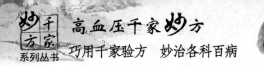

菠菜洗净，切成 5 厘米长的段，用沸水焯透，沥干入盆；海蜇发透洗净，切丝，用开水烫后凉凉。将海蜇、蒜泥及其余各味一起加到菠菜盘上，拌匀即可。每日 1 剂，分 2 次佐餐食用。具有养血、化痰、降压等功效，适用于风痰上逆型高血压患者食用。

■ 家常蒸茄治高血压

◎ 取紫色茄子 1 个（约 150 克），洗净切开置碗内，直接放笼上蒸 20 分钟（也可放微波炉内大火蒸 10 分钟，但要加盖）。蒸至烂熟，手撕成条状，加少许细盐、蒜汁、醋和香油，凉拌食用。

按：现代研究证明，茄子的紫色皮中含有丰富的维生素 E 和维生素 P，其中维生素 P，具有增加毛细血管的弹性，改善微循环的作用，对高血压、动脉硬化及坏血病者，均具有一定的预防作用。而茄子纤维中的维生素 C 和皂草苷，具有降低胆固醇的功效。故茄子对于高血压、动脉硬化的患者来说是食疗佳品。

高血压
千家妙方

美味饮料治高血压

■ 柿漆牛奶饮治高血压

◎ 柿漆（即未成熟柿子榨汁）30 毫升，牛奶 1 大碗。用法：牛奶热沸，倒入柿漆，分 3 次服用。功效：清热降压，调治高血压，对有中风倾向者，可作急救用。

■ 菊花二地酿治高血压

◎ 菊花、生地黄、地骨皮各 1000 克，大曲适量。用法：三药共捣碎，取水 10 升煮至 5 升，用此汁再煮糯米饭 2500 克。大曲细碎，同拌令匀，入缸密封，候澄清，日服 3 次，每服一盏。功效：壮筋补髓，延年益寿。调治高血压、糖尿病、动脉硬化。注意:肝肾阳虚，脾胃虚弱者均不宜用。

■ 瓜茄饮治高血压

◎ 西瓜 2500 克，西红柿 200 克，白糖适量。西瓜剥皮、去子，用清洁纱布滤汁；西红柿用开水洗烫，剥皮、去子，也用清洁纱布

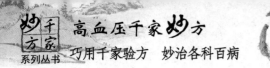
滤汁。然后把这两种汁液合并，加入适量白糖代水随饮，可以增进饮食，利尿，并能改善冠心病的症状；高血压患者用后能使血压不同程度地的降低。

■ 益母草饮治高血压

◎ 益母草15克。水煎当茶饮，每日1剂。益母草是活血化瘀药，服此饮可使血压迅速下降，治疗老年人高脂血症，血瘀高黏血症、冠心病亦有良效。有抗血小板聚集和抗血栓形成作用，防治高血压中风。尤其对肾炎高血压者，即可使血压下降，又可消退肾炎水肿（贫血和糖尿病患者不宜用）。

■ 青葙饮治高血压

◎ 青葙子300克，白糖400克，清水1000克。青葙子用水泡透，加水，煎煮，每隔20分钟取液1次，加水再煎，共3次，最后去渣，合并煎液，继续用文火煎至浓稠要干锅时，停火，冷却，拌进白糖，把液体吸净，混匀，晒干后压碎，装瓶备用。每次10克，用开水冲饮，每日3次，15日为1个疗程。对高血压及由此所引起的头痛、目赤有明显效果。

■ 双花夏枯草饮治高血压

◎ 金银花 10 克，夏枯草 30 克。把金银花和夏枯草放入小缸钵内，冲入 2000 毫升沸开水，盖好，浸泡，待凉凉后，频代茶饮，数量不限，次数不限，夏季常饮，有益无害。高血压患者宜常饮服；冠心病、动脉硬化症及青年人也可服用。

■ 蜜茶饮治高血压

◎ 精制绿茶 5 克，槐花或枣花蜜 30 克。将绿茶放在容积 500 毫升的杯子里，用 90℃开水冲泡，然后盖好，浸泡几分钟，凉温，加入蜂蜜，饮服。每日 3 ～ 4 次，15 日为 1 个疗程，并可连续服用。热服可治疗细菌性疾病；凉饮可清心明目，去火，防治便秘。青年人、高血压者宜饮用。

■ 枸杞五味子饮治高血压

◎ 枸杞子 100 克，五味子 100 克，白糖 100 克。将枸杞子、五味子拣净，放入容量 2000 毫升的缸钵内，用 1500 毫升开水冲泡，盖严，浸泡 1 日，放糖，代茶饮用，可连续如法炮制饮用。可治食欲减退等"苦夏"。青年人、高血压患者可饮用。

■ 豆汁饮治高血压

◎ 新鲜绿豆芽 1000 克，白糖 100 克。把绿豆芽洗净，用清洁纱布挤汁，加白糖，不拘量，代茶饮。对高血压及泌尿系统感染、尿赤、尿频、尿浊等有效。

■ 桑椹蜜饮治高血压

◎ 鲜桑椹 1000 克（或干品 500 克），蜂蜜 300 克。把桑椹洗净，加水煎煮，每隔半小时取汁 1 次，再加水煎煮，共 2 次，合并煎液，以小火熬浓，至稠黏时，加入蜂蜜，至沸停火，待冷，装瓶备用。每次 1 汤匙，以沸水冲饮，每日 3 次，15 日为 1 个疗程。可滋肝补肾、聪耳明目。对青年人或高血压所引起的耳鸣、头晕、目暗、健忘、烦渴、便秘等有效。

■ 桑菊竹叶饮治高血压

◎ 嫩桑叶 5 克，白菊花 5 克，苦竹叶 20 克。挑拣干净，放入茶壶，开水浸泡 2 分钟，待凉温时，频饮；冷饮亦可。次数、数量不限，以自我感觉舒适为度。对耳鸣、喉痛有效。青年人和高血压患者宜常饮用。

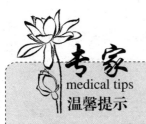

专家
medical tips
温馨提示

防微杜渐，积极防治"小中风"

高血压是导致中风的最危险因素，而"小中风"则是中风的前奏。所谓"小中风"，医学上的全称即短暂性脑缺血发作。以短暂的语言、运动或感觉障碍，症状和体征在24小时内消失为其特点。小中风是中风的危险信号，了解小中风，并提高警惕，及时处理，对预防中风有着重要意义。

小中风的发生与脑动脉硬化有关，大多起病急骤，常在清醒时发病，发生的频度无一定的规律，可数日、数周、数月或数年发作一次，也可以一日发作数次。每次发作症状相同，引起相应部位的神经功能障碍，如突然出现偏身麻木，半身不遂，口眼㖞斜，言语謇塞等症状，但经历时间很短，发作持续时间有的只几分钟或几十分钟，也有长达若干小时者，最长不超过24小时可自行恢复，而且不留后遗症。曾发生小中风的病人，约有30%的患者在3年内发生中风，特别是持续时间较长的缺血发作尤应引起注意。有人报道，小中风持续发作时间超过30分钟，发生完全性中风的危险更大。因此，必须引起患者的高度重视。

防治小中风，可采用中医中药、脑血管扩张药、抗凝药和抑制血小板聚集药等。如丹参制剂、川芎嗪、阿司匹林、双嘧达莫和低分子右旋糖酐等药物，都可在医生指导下使用。同时，还应尽量控制血压和治疗心律失常。内科治疗无效者，可到有条件的医院行动脉"搭桥"手术，以恢复血流或改善侧支循环，有效地预防中风的发生。

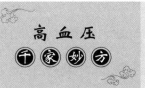

果汁菜汁治高血压

■ 白菜马蹄汁治高血压

◎ 马蹄（荸荠）100 克，白菜 300 克。做法：把白菜洗净，切细丝。马蹄洗净去皮，切丝。把白菜、马蹄放入纱布内绞出汁液即成。食法：每日 2 次，每次 50 克。功效：解热除烦，降低血压。适于肝肾阴虚型高血压病患者食用。

按：白菜对于促进造血功能的恢复、抗血管硬化和阻止糖类转变成脂肪、防止血清胆固醇沉积等具有良好的功效。白菜汁中的维生素A，可以促进幼儿发育成长和预防夜盲症。白菜汁所含的硒，除有助于防治弱视外，还有助于增强人体内白细胞的杀菌力和抵抗重金属对机体的毒害。马蹄含有丰富的淀粉、蛋白质、粗脂肪、钙、磷、铁、维生素A、维生素 B_1、维生素 B_2、维生素 C 等。还含有抗癌、降低血压的有效成分——荸荠英。

■ 白菜苹果汁治高血压

◎ 白菜 300 克，苹果 200 克，柠檬 2 片，冰块 2～3 块。将苹果洗净，切成黄豆大小块。白菜将叶洗净，用开水焯一下，切碎。柠檬切成 3 片。在玻璃杯中放入冰块。分别将白菜、苹果放入两层纱布中，用硬的器物压榨，挤出汁，注入放有冰块的玻璃杯中。或使用家用捣碎机，将白菜、苹果放入捣碎出汁，用纱布过滤，注入盛有冰块的杯内。柠檬可连皮放入两层纱布，挤出汁，加入果蔬汁内，搅匀饮用。也可直接将整片柠檬放入搅匀的混合果蔬汁上饮用。如果没有柠檬，可用柠檬香精 2 ～ 3 滴加上柠檬酸 0.3 克代替。调味以咸味较为合适，当饮料饮用。本方对动脉硬化、高血压均有一定疗效，并具调理肠胃之功能。

按："每天一个苹果，疾病远离我。"苹果汁是可容性和不可溶性纤维素的来源。可溶性纤维素可防止胆固醇堆积在动脉血管壁上，这可以减少心脏病和动脉硬化的概率。不溶性纤维素可以嵌入肠道，随后和水一起清洁消化道，促进食物消化，苹果汁是一种强大的清洁剂，对身体健康很重要。

■ 包心菜苹果汁治高血压

◎ 包心菜 100 克，胡萝卜 100 克，苹果 100 克，蜂蜜酌量。苹果去皮，将所有原料一起放入果汁机中，制汁 2000 毫升，调入蜂蜜即成。每日饮 2 ～ 3 次，每日饮 400 ～ 600 毫升。功效：生津止渴，降糖降压。适用于糖尿病、高血压病。

■ 黄瓜汁治高血压

验方1 西瓜黄瓜汁

◎ 西瓜 200 克，去皮去子切小块；黄瓜 1 根，削皮去瓤切碎。共置入果汁机拌匀即可饮用。有清热降压作用。

验方2 黄瓜西红柿汁

◎ 西红柿 2～3 个，黄瓜若干，如上法炮制后饮用。能清热、利尿、降压。

按：医学家排列的医用价值表上，黄瓜汁利尿功效名列前茅。黄瓜汁在强健心脏和血管方面也占有重要位置，能调节血压，预防心肌过度紧张和动脉粥样硬化。黄瓜汁还可使神经系统镇静和强健，能增强记忆力。黄瓜汁对牙龈损坏及对牙周病的防治也有一定的功效。黄瓜汁所含的许多元素都是头发和指甲所需要的，能预防头发脱落和指甲劈裂。黄瓜汁含脂肪和糖较少，是比较理想的减肥饮料。番茄中的维生素 P 有保护血管、防治高血压的作用，并能改善心脏的功能。此外，常饮番茄汁可使皮肤健美。番茄汁兑上苹果汁、南瓜汁和柠檬汁，还可起到减肥的作用。

■ 冬瓜芹菜蜂蜜汁治高血压

◎ 冬瓜 500 克，芹菜 100 克，蜂蜜 50 克。冬瓜去皮去子，洗净切碎，芹菜洗净切碎，同入家用果汁机中，快速搅成糜糊状，用干净纱布滤汁，入锅煮沸，待凉，加入蜂蜜调匀即可。每日 1 剂，分早、晚 2 次饮用。具有清热去风、利水降压等功用，适用于肝火上炎、肝阳上亢型高血压病等。

按：芹菜中含有多种维生素，其中，所含的维生素 P 可以降低毛细血管的通透性，增加血管弹性，具有降低血压、防止动脉粥样硬化和毛细血管破裂等功能，是高血压患者的保健佳品，而且其含有较多的粗纤维，能够增强胃肠蠕动，具有很好的通便作用，能帮助排除肠道中多余的脂肪和保持大便通畅。高血压患者容易在大便不通的时候导致血压急剧升高，引起脑血管破裂而发生意外，故高血压患者保持大便通畅很重要，平常应多吃芹菜、玉米、番薯、芦笋、苹果等粗纤维含量高以及蜂蜜、香蕉等润肠通便的食物。

芹菜分水芹、旱芹两种。水芹绿叶绿茎，含多种氨基酸、挥发油、水芹素等，具有保护肝脏的作用，肝炎、肝功能不全者多食。旱芹绿叶白茎，因其香气浓郁，又称"香芹"，入药多用，故又称"药芹"，是高血脂、高血压、动脉硬化及肿瘤患者的佳选菜肴。

■ 萝卜藕汁治高血压眩晕

◎ 白萝卜汁、藕汁各 25 毫升，调匀服下，每日早、晚 2 次，连续服用。治高血压性头晕。

■ 鲜萝卜汁治高血压

◎ 萝卜汁 150 毫升，红糖 50 克。将萝卜汁与红糖调匀，每日 1 剂，分 2 ～ 3 次服用，具有清热降压之效，治高血压头晕。糖尿病患者忌服。

■ 荠菜萝卜汁治高血压

◎ 荠菜、萝卜各 500 克，蜂蜜 50 克。将荠菜、萝卜洗净，切碎，用干净纱布绞取汁，加入蜂蜜即成。每日 1 剂，分 2 次饮用。具有清热润燥、降压消食等功效，适用于肝肾阴虚型高血压患者。

■ 鲜葫芦汁治高血压

◎ 鲜葫芦、蜂蜜各适量。用法：将鲜葫芦捣烂绞取其汁水，以蜂蜜调匀。每次服用半杯至 1 杯，每日 2 次。功效：除烦降压。治高血压引起的烦热口渴症。

■ 卷心菜幼芽生汁治高血压

◎ 卷心菜幼芽 150 克，芹菜 30 克，中等大小的苹果半个，柠檬半个。将上述材料放入榨汁机内，做成生汁饮用。这种生汁维生素 C 和维生素 E 含量丰富，有利于血液循环，是防治高血压病和动脉硬化的良好辅助饮品。

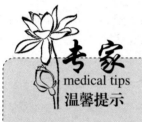

专家
medical tips
温馨提示

防中风，有三戒

一戒饮酒。从医学观点看，少量饮低度酒（每人每日 50 毫升）对于血液循环不无裨益，但对于高血压患者长期饮酒则是有害健康的。酒可加重血脂水平及动脉粥样硬化，使脑血管弹性减弱，这就奠定了出血性及缺血性中风的病理基础。

二戒排便加压。老年人因活动减少，肠蠕动减弱，习惯性便秘比较常见，中医认为这是"气血津液亏耗，脾胃功能减退"。缓解便秘应从调理生活入手，适当运动，多饮水及食用富含纤维素的蔬菜瓜果，少吃刺激性食物。必要时服用润肠通便药或借助开塞露等帮助排便，千万不要努挣加压排便。

三戒情绪过激。大怒大悲固然不好，大喜也易诱发中风。如悲痛欲绝、捧腹大笑等过度的激情奔放，可使交感神经功能亢进、去甲肾上腺素分泌增多，血管收缩，心跳加快，血压骤然升高，原有高血压者往往因之发生脑出血。故高血压病人喜怒哀乐均应有所节制，保持情绪稳定，性格开朗，遇事乐观大度，切忌"七情太过"。

高血压
千家妙方

足浴妙方治高血压

　　足浴疗法针对性强，施疗方便，非常舒适，尤其适于慢性高血压。不同类型高血压可选择与自己相适应的中药。操作方法：将中药用纱布包好或放入布袋中，再放在一个较大的盆中，倒入半盆清水，置火上烧开，再用小火煮 20 ～ 30 分钟。将药袋取出，药盆离火放在地上，就可以熏洗了。开始较烫，可在腿上罩一块大浴巾，充分利用其蒸气熏脚部，等到药液温度合适时，再将脚放到药液中浸泡。一般每次浸泡 20 ～ 30 分钟，每日 2 次。原汁药液可反复用多次，每剂药冬季用 3 ～ 5 天，夏季可用 1 ～ 3 天。注意每次泡完后，要将布袋打开，中药摊开，以防霉变。

■ 降压洗脚汤足浴治高血压

　　◎ 桑叶 30 克，桑枝 30 克，茺蔚子 30 克，明矾 60 克，米泔水 1000 ～ 1500 毫升煎汤泡脚，配合内服方药，颇能提高疗效（《朱良春精方验案实录》）。

　　按：中医学认为，高血压病的发病与肾、肝密切相关。足少阴肾经与足厥阴肝经均起自于足底或趾（涌泉穴、大敦穴），通过足浴，药物有效成分经皮肤吸收，循经而上，可以起到调气血、降血压的作用。

■ 二石黄芩汤足浴治高血压

◎ 磁石、石决明（先煎）各 30 克，黄芩、牡丹皮、桑白皮、丹参、白芍、怀牛膝、何首乌、独活、栀子、当归各 15 克，菊花 10 克。共水煎泡足，每日 1 ～ 2 次，每次 15 ～ 30 分钟。本方适用于各种原因引起的高血压（《百病外治 500 问》）。

■ 二石龙牡汤足浴治高血压

◎ 磁石、石决明、生龙骨、生牡蛎（先煎）各 30 克，黄芪、党参、当归、桑枝、枳壳、蔓荆子、白蒺藜、白芍、杜仲、牛膝、乌药、独活各 15 克。共水煎泡足，每日 1 ～ 2 次，每次浸泡 30 分钟。具有镇肝息风、滋水涵木、益气养血的功效。适用于高血压引起的眩晕、头痛、耳鸣、失眠、肢体麻木等症（《家庭中医药 1000 问》）。

■ 夏枯草钩藤汤足浴治高血压

◎ 夏枯草 30 克，钩藤、菊花、桑叶各 20 克，白蒺藜 10 克。

共水煎泡足,每天 1 ～ 2 次,每次 10 ～ 15 分钟。对肝阳上亢之眩晕、头胀痛、耳鸣、易怒、失眠多梦的高血压患者,有清热平肝的功效(《百病外治 500 问》)。

■ 桑叶芹菜足浴方治高血压

◎ 桑叶、桑枝各 30 克,芹菜 50 克。用法:上药加水 4000 毫升煎煮取液,先熏足后浸足,每日 1 次,发作时每日 2 次,1 剂可用 2 ～ 3 次,10 天为 1 个疗程。功效:清肝降压。适用于各类高血压。

■ 钩藤桑叶足浴方治高血压

◎ 钩藤 20 克,桑叶 15 克,菊花 20 克,夏枯草 30 克。用法:上药加水 4000 毫升煎煮取液,先熏足后温洗双足,每日 1 次,1 剂可用 2 ～ 3 次,10 天为 1 个疗程。功效:平肝潜阳,清热安神。

■ 双桑茺蔚子足浴方治高血压

◎ 桑叶、桑枝各 20 克,茺蔚子 15 克。用法:上药加水 4000 毫升煎煮取液,先熏足后温洗双足,每日 1 次,发作时每日 2 次,1 剂可用 2 ～ 3 次,10 天为 1 个疗程。功效:利尿降压。适用于高血压引起的头痛、目赤等症。

■ 三桑汤足浴方治高血压

◎ 桑寄生、怀牛膝、茺蔚子、桑叶、菊花各 10 克，钩藤、明矾各 30 克，桑枝 20 克。用法：共装入布袋加水 4000 毫升煎煮取液，先熏足后温洗双足，每日 1 次，1 剂可用 2 ～ 3 次，1 周为 1 个疗程，连续 4 个疗程，血压稳定后可改为 2 ～ 3 日熏泡足 1 次。功效：平肝阳，益肝阴，降血压。

■ 小苏打水泡足治高血压

◎ 小苏打 2 ～ 3 小勺。制作：将水烧开，放入小苏打 2 ～ 3 小勺，每次泡足 20 ～ 30 分钟。功效：用治高血压病。

■ 臭蒿子汤洗浴方治高血压

◎ 野生黄蒿子（俗名臭蒿子）一把。用法：秋季时取臭蒿子一把放在锅中或脸盆中熬 10 分钟（也可以开水冲泡），待稍凉后，洗头 10 分钟（每晚 1 次），水凉后再加热，洗脚 10 分钟。每天坚持洗头洗脚，不要间断。功效：用于高血压。

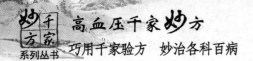

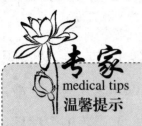

多吃蔬菜防中风

水果和新鲜蔬菜中含有大量纤维素和果胶，能降低胆固醇，所以每天要有充足的水果和新鲜蔬菜。每天至少吃5种或更多，其中一定要有胡萝卜才行。

每周吃5次或5次以上胡萝卜的人，比每个月只吃1次或不到1次胡萝卜的人，要少68%罹患中风的危险！这是哈佛大学追踪90 000位女护士长达8年之后，所得到的结果。另外，菠菜也是很有效的预防中风的食物。胡萝卜和菠菜的保护功效是因为它们富含β-胡萝卜素的缘故。据研究指出，每天摄取15～20毫克β-胡萝卜素的人，和每天只摄取6毫克的人相比，两者的中风概率相差得很明显。

像胡萝卜、菠菜和其他各种富含β-胡萝卜素的蔬菜之所以能预防中风，是因为胡萝卜素能够防止胆固醇被氧化成有害的形态，进而堆积在血管内，造成血液凝块。更重要的是，血液中若含有大量β-胡萝卜素和维生素A，可以帮助你免于中风而死亡，或减少中风所造成的神经伤害，并且加速身体复原！这是布鲁塞尔大学的研究人员在检验了80位中风病人发病24小时内的血液之后，所得到的结论。因为中风，造成脑部缺氧，脑细胞的功能开始发生障碍，最严重的情况就是脑神经细胞受伤。但是如果你血液中含有许多维生素 A，它就能够在各种细胞病变发生的时候加以阻止，因而减轻脑部受损的程度或死亡的概率。

研究证明，进食大量十字花科蔬菜，如花椰菜、卷心菜、菠菜等，都可有效降低局部中风的可能性。原因是这些蔬菜中含有许多有益成分，如维生素 C 和叶酸，是预防中风的有效物质。

中药贴穴治高血压

■ 五味贴敷降压方治高血压

◎ 鲜生姜150克,蓖麻仁50克,吴茱萸、附子各20克,冰片10克。制作:将蓖麻仁、吴茱萸、附子先捣碎,研成细末。鲜姜捣烂为泥,再加冰片末,共调成糊状。每晚睡前敷贴两足底涌泉穴,次日清晨取掉,连用5～10次可获显效。功效:温补脾肾,平肝降压。用于治高血压。此方贴涌泉穴能引热下行,使阴阳失调、气血逆乱得到调整,从而达到降血压的效果。

按:涌泉穴,是人体足底穴位,位于足前部凹陷处第2、3趾趾缝纹头端与足跟连线的前1/3处,为全身腧穴的最下部,乃是肾经的首穴。我国现存最早的医学著作《黄帝内经》中说:"肾出于涌泉,涌泉者足心也。"意思是说:肾经之气犹如源泉之水,来源于足下,涌出灌溉周身四肢各处。所以,涌泉穴在人体养生、防病、治病、保健等各个方面显示出它的重要性。

中医学认为,足心涌泉穴通于十二经脉和奇经八脉,全身经脉都直接或间接地到达足心部。涌泉穴具有清热开窍、交济心肾等功效，适用于高血压病头痛、眩晕、昏厥、失眠等症。足心涌泉穴敷贴的操作方法：将选用的药物晒干或烘干，研为极细粉末混匀，根据需要，用食醋、鸡蛋清、生姜汁、浓茶、清水等溶剂调成糊状或膏状，于睡前，取1分硬币大小的药糊，敷贴在两侧涌泉穴或足心上，用纱布包扎，并用胶布固定，早晨起床时除去。每日1次，连用10次为1个疗程，休息1～2天后可行第2个疗程。

■ 吴茱萸贴足心治高血压

◎ 吴茱萸20克。制法：将吴茱萸研成细末，再用白醋调成糊状，备用。使用方法：晚上睡觉前洗净双足，取吴茱萸醋糊适量放在纱布上，面积以1分硬币大小为宜，将药物对准足中心，再用足够大的胶布固定，第2天早晨起床后除去。每天用药1次，连用1个月为1个疗程。一般1个疗程开始起效，3个疗程显效。一般可降低血压10毫米汞柱左右，对各期高血压病均有效。

■ 附子吴萸散贴足心治高血压

◎ 生附子、吴茱萸各等份，研成细末，每晚睡前用醋调敷两足涌泉穴，用绷带包裹，敷药12～24小时取下，连续敷贴1周。此法可使患者自觉症状减轻，同时血压亦可逐渐下降，适于阴虚阳亢型高血压病。

■ 二仁栀子散贴足心治高血压

◎ 桃仁 12 克，杏仁 12 克，栀子 3 克，胡椒 7 粒，糯米 14 粒，鸡蛋清 1 个。以上前 5 味共研细末，再用适量鸡蛋清调成糊状，贴敷于足心涌泉穴。每晚睡前敷药，次晨除去，连用 6 次为 1 个疗程。功效：活血通络降压。适用于高血压病。

按：脐眼居人体的腹部，又称"神阙穴"，属任脉，是经络系统中一个重要的穴位。任脉为阴脉之海，与督脉、冲脉"一源而三歧"，联系周身的经脉，故中医有"脐通百脉"之说。脐为先天之结蒂，后天之气舍，介于中、下焦之间，是肾间动气之处，故神阙穴与脾、胃、肾关系最为密切。刺激该穴，能通过脐部的经络循行速达病所，起到疏通经络、调达脏腑、平衡阴阳、调节血压的作用。由于脐部皮肤表层较薄，屏障功能较差，并且脐下脂肪、皮肤筋膜和腹膜直接相连，故渗透性较强，药分子较易通过脐部皮肤的角质层进入细胞间质，迅速弥漫入血到达全身。故神阙穴位贴敷起到了穴位刺激和药物局部吸收双重作用。

■ 桂芎膏敷脐治高血压

◎ 桂枝 3 克, 川芎 2 克, 罗布麻叶 6 克, 龙胆草 6 克。共研细末, 然后用酒调成膏状, 敷于脐部, 外用伤湿止痛膏固定。每日换药 1 次, 连用 10 日为 1 个疗程。具有降压功效, 用于高血压病。

■ 吴茱萸脐疗治高血压

◎ 吴茱萸 10 克, 研极细末, 醋调为稀糊状, 敷于脐中 (神阙穴), 外用胶布固定, 1 日 1 换, 5 日为 1 个疗程, 连续 2 ～ 3 个疗程有显效。

■ 药带佩脐治高血压

◎ 徐长卿 20 克, 草决明、青木香、磁石、菊花、牛膝、防己、地龙各 10 克。共研为细末, 缝制成 5 厘米 ×18 厘米药带佩戴在脐部, 10 天为 1 个疗程, 5 天测量血压 1 次, 观察疗效。

■ 吴茱萸山药散治高血压

◎ 吴茱萸、山药各适量。上药共研细末, 贮瓶备用。每次取药末 10 克, 敷于脐中, 外用胶布固定, 3 天换药 1 次, 连用 1 个月为 1 个疗程。功效:降逆下气。适用于阴虚阳亢所致的血压升高, 头晕、头痛等。

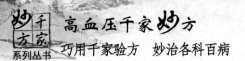

■ 脐压散贴穴治高血压

◎ 吴茱萸（用猪胆汁制）450 克，龙胆草 10 克，白矾 100 克，朱砂 50 克，硫黄 50 克和环戊噻嗪 175 毫克。制法：将上述药物混合，研成细末，备用。使用方法：先将脐窝尽量外翻，用温水洗净，擦干，再取上述药粉约 200 毫克放入脐窝内，用棉球盖住，胶布固定（洗澡时不可弄湿），每星期换药 1 次。1 星期为 1 个疗程，此法对Ⅰ、Ⅱ期高血压病疗效较佳。

■ 牡梧散贴穴治高血压

◎ 牡丹花和梧桐叶等量（各约 200 克）。制法：将上药研成细末，用麻油调成糊状，备用。使用方法：将上药放于纱布上敷于双上肢曲池穴、双下肢足三里穴和双血海穴，敷药面积以相当于 1 分硬币大小为宜，用胶布固定。每天换药 1 次，1 个月为 1 个疗程。

按：①曲池穴位于肘横纹外侧端，屈肘，当尺泽穴与肱骨外上髁连线中点。取该穴位时患者应采用正坐，侧腕的取穴姿势，曲池穴位于肘部，寻找穴位时曲肘，横纹尽处，即肱骨外上髁内缘凹陷处。现代常用于治疗高血压、肘关节疼痛、上肢瘫痪、荨麻疹、流行性感冒、扁桃体炎、甲状腺肿大、急性胃肠炎等。②足三里穴在小腿前外侧,当外膝眼下四横指,距胫骨前缘一横指(中指)。足三里是"足阳明胃经"的主要穴位之一,是一个强壮身心的大穴,传统中医认为,按摩足三里有调节机体免疫力、增强抗病能力、调理脾胃、补中益气、通经活络、疏风化湿、扶正祛邪的作用。古今大量的实践都证实,足三里是一个能防治多种疾病、强身健体的重要穴位。足三里是抗衰老的有效穴位,经常按摩该穴,对于抗衰老延年益寿大有裨益。③血海穴有化血为气,运化脾血之功能,为人体足太阴脾经上的重要穴位之一。取该穴时应屈膝,在大腿内侧,髌底内侧端上2寸,当股四头肌内侧头的隆起处。或患者屈膝,医者以左手掌心按于患者右膝髌骨上缘,二至五指向上伸直,拇指约成45°斜置,拇指尖下是穴。

■ 吴茱萸川芎散敷脐治高血压

◎ 吴茱萸、川芎各等份。将二药混合研为极细末,贮瓶备用。治疗时将神阙穴用酒精棉球擦干净,取药粉5～10克纳入脐中,上盖用麝香止痛膏固定,3天换药1次。

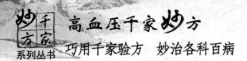

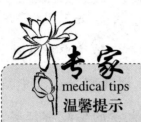

专家
medical tips
温馨提示

常吃水果防中风

美国哈佛大学医学教授艾伯特阿里舍长达12年的研究发现，每天吃1～2支香蕉，可使中风发病率减少40％。最近，美国心脏病学会对4400名20－70岁的人进行大规模的调查研究，结果证实，长期吃香蕉的人群比不吃香蕉的人群中风比例下降38％。

检测表明，香蕉的含钾量在各类水果中为最高。钾主要分布在人体的细胞内，有着重要的生理功能，它维持着细胞内的渗透压，参与能量代谢过程，维持神经肌肉的正常兴奋性，维持心脏的正常舒缩功能，有抗动脉硬化、保护心脏血管的功效。

香蕉中还含有能降血压的成分，即类似血管紧张素转化酶的物质，具有血管紧张素转化酶抑制药的降压功效，能阻断血管紧张素 I 转化为血管紧张素 II ，使具有血管活性作用的血管紧张素 II 的血浆水平下降，周围血管舒张，血压下降。

香蕉还可以润肠通便，老年便秘者食之常有良效。老年人由于便秘而用力憋气解便，会使血压突然升高，这也是引发脑中风的一个重要诱因。所以老年人常吃香蕉对于预防脑中风有积极意义。

法国和日本的科研人员证实，苹果、橙子、柠檬、橄榄、荔枝富含纤维素和维生素 C，故食用后可减少胆固醇在血液中的蓄积，对预防中风都是十分有益的。

药枕妙方治高血压

　　古典名著《红楼梦》中曾记载：贾府中宝玉睡眠用的枕头别具一格，为"各色玫瑰、芍药花瓣装的玉色夹纱新枕头"。宝玉作为男子，尚且用香花枕头，那些闺中小姐就更不必言了。高血压病由于病程长，且常易波动不稳，药枕使用比较方便，而且作用持久，是较为理想的外治方法。

　　早在晋代，葛洪的《肘后备急方》中就已有药枕治失眠的记载。明代朱之蕃《决明甘菊枕》诗赞甘菊花配决明子制成的药枕，用之乌须发、明目、安神，能催人熟睡，胜过灵丹妙药。现代认为此枕确有降压良效。

　　高血压保健药枕一般选用具有平肝潜阳、宁心安神、清脑明目的中药，如杭白菊、野菊花、罗布麻、淡竹叶、青木香、夏枯草、决明子、蔓荆子、桑叶、薄荷、白芷、川芎、晚蚕沙、珍珠母，以及茶叶、绿豆等。作用机制：一是通过鼻腔"闻香治病"；二是中药有效成分通过头项部的有关穴位，经皮肤毛孔进入人体经脉，起到疏通气血、调节体内气机平衡的作用。

药枕的制作方法是：花类、叶类药物必须充分晾晒，搓成碎末；根茎、木本、藤类药物必须充分晾晒或烘干，粉碎成粗末后使用；矿物质、角质类药物必须打碎成米粒状碎块，或加工成粉装袋后使用；种子类药物必须去除灰尘，或清洗后晒干使用；含有芳香、挥发类成分的药物，一般不需加工炮制，可直接混入其他药末中使用。药枕的包裹用料宜选用松、柔、薄、透气性能良好的棉布、纱布，以利于药物的挥发，不用化纤、尼龙的布料。药枕底层枕芯可加垫塑料布一块，以防止药物渗漏，弄脏床单。一般药枕的长度为60～90厘米，宽度为20～35厘米，也可根据个人爱好和需求，制成各种形状及大小的药枕。

■ 决明菊花枕治高血压

　　◎ 草决明 100 克，菊花 300 克，苦荞麦皮 200 克，黑豆皮 200 克。缝入枕芯中，每晚睡时枕用。治肝阴不足、肝阳上亢之高血压，头痛眩晕等，对肝火上炎而致的目赤肿痛、视物不清等症，也有良好疗效。

　　按：决明子配菊花具有散风清热、平肝降压、清肝明目、健脑安神的功能。决明子菊花枕头能借助头温使药性迅速扩散，通过鼻腔与皮肤的吸入，进入肺循环达到因子扩散，起到持续保健的目的，

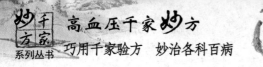

有良好的药物保健作用。

■ 决明枕治高血压

◎ 石决明 1500 克，草决明子 1000 克。石决明晒干后粉为粗末，与晒干草决明子混匀，用纱布包裹缝好，装入枕芯内制成药枕使用。具有平肝潜阳、明目降压等功效，适用于肝火亢盛、阴虚阳亢型高血压患者。

■ 草决明丹皮枕治高血压

◎ 草决明、牡丹皮、生石膏、冬桑叶、紫草、白菊花、夏枯草、苦丁茶、荷叶、川芎、晚蚕沙、青木香、石菖蒲各 100 克。将各味分别晒干，研为粗末混匀，放入纱布袋缝好，装入枕芯，制成药枕使用。具有清热平肝、降压等功效，适用于肝火亢盛、阴虚阳亢型高血压患者。

■ 决明荞麦皮钩藤枕治高血压

◎ 决明子 600 克，荞麦皮 1000 克，钩藤 200 克。钩藤、决明子晒干，研为粗末，与晒干的荞麦皮混匀后，用纱布包裹缝好，装入枕芯，制成药枕使用。本方具有清热泻火、平肝降压等功效，适用于肝火亢盛、阴虚阳亢型高血压患者。

■ 桑菊夏苓蚕沙枕治高血压

◎ 冬桑叶、白菊花、夏枯草、黄芩、晚蚕沙、牡丹皮、白芷、薄荷、川牛膝、决明子、明矾各 20 ～ 30 克，冰片 5 克。加减：伴头晕耳鸣加灵磁石、五味子；心悸失眠加炒枣仁、首乌藤；健忘加远志、石菖蒲等。上药适量共研粗末，装入约 50 厘米 ×25 厘米的布袋内，中间用线缝扎，使药物平整均匀，挪动不致堆积，放于枕头上铺上枕巾即可。一般枕用 3 个月，即可达到降压效果。

■ 桑菊枕治高血压

◎ 杭菊花、冬桑叶、野菊花、辛夷花各 500 克，薄荷、红花各 150 克。研末后加入冰片 50 克，装入布袋中作枕头使用，每剂药用 3 ～ 6 个月（使用过程中可取出常晒）。用杭菊花 1000 克，配牡丹皮、香白芷、川芎各 250 克，研末作枕用亦可。

■ 菊花芎芷丹皮枕治高血压

◎ 杭菊花 1200 克，川芎 500 克，白芷 250 克，牡丹皮 250 克。制法：将药晒干，装入棉布料做的袋内，缝好袋口。随症加减：肥胖伴潮热盗汗、舌红、少津和脉细数者，牡丹皮加大剂量至 350 克；

眩晕、头痛遇风寒加重或发作者，加细辛 250 克；对不能适应白芷气味者，可酌情减量。使用方法：睡时枕用，每个药枕可用 6 ～ 12 个月。一般 1 个月为 1 个疗程。适用于各期高血压病患者，也可用于神经衰弱、内耳性眩晕、头痛症。

■ 白菊罗布麻叶枕治高血压

◎ 白菊花 1000 克，罗布麻叶 800 克，冰片 20 克。前 2 味分别晒干，研磨为粗末，与冰片细末混匀，装入纱布袋缝好，入枕芯，制成药枕使用。具有清热平肝、明目降压等功效，适用于肝火亢盛、阴虚阳亢型高血压患者。

■ 桑叶菊花枕治高血压

◎ 桑叶、白菊花各 1000 克，分别晒干，研为粗末和匀，用纱布包裹、缝好，装入枕芯内，制成药枕使用。具有平肝泻火、明目降压等功效，适用于肝火亢盛、阴虚阳亢型高血压患者。

■ 菊花荞麦皮枕治高血压

◎ 白菊花 1200 克，荞麦皮 1800 克。分别晒干后混匀，用纱布包裹、缝好，装入枕芯内，制成药枕使用。具有平肝泻火、明目降压等功效，适用于肝火亢盛、阴虚阳亢型高血压患者。

■ 晚蚕沙白菊花枕治高血压

◎ 晚蚕沙、白菊花、夏枯草、灯心草、石菖蒲各100克。将夏枯草、灯心草、石菖蒲分别晒干，粉碎为粗末，与晒干的白菊花、晚蚕沙一同混匀，放入纱布袋缝好，装入枕芯，制成药枕使用。具有清热平肝、降压等功效，适用于肝火亢盛、阴虚阳亢型高血压患者。

■ 桑菊薄荷枕治高血压

◎ 桑叶、菊花各500克，薄荷30克，冰片20克。前3味烘干，共研为粗末和匀，再加入研为细粉的冰片拌匀，放入纱布袋缝好，装入枕芯制成药枕使用。本方具有平肝潜阳、芳香降压等功效，适用于肝阳上亢型高血压患者。

■ 桑叶夏枯草钩藤枕治高血压

◎ 冬桑叶、夏枯草各250克，钩藤150克。各味分别晒干，研为粗末、混匀，用纱布包裹缝好，做成薄型枕芯，置于普通枕芯上使用。具有清热降压、平肝息风等功效，适用于肝火亢盛、阴虚阳亢型高血压患者。

■ 茶叶枕辅治高血压

◎ 茶叶1000～2000克（以苦丁茶、绿茶的茶叶渣为佳）。制法：将浸泡过的茶叶渣，收集晒干，做成睡枕。功效：清凉泻火，平肝降压。适用于肝火上炎型高血压患者。长期作睡枕，可防治高血压。

■ 绿豆茶叶枕治高血压

◎ 绿豆2000克，绿茶叶1000克。分别晒干后混匀，用纱布包裹缝好，装入枕芯内，制成药枕使用。本方具有清凉泻火、平肝降压等功效，适用于肝火亢盛、阴虚阳亢型高血压患者。

■ 陈皮二花枕治高血压

◎ 广陈皮800克，槐花、木香各300克，菊花、川芎、夏枯草各200克。共研细末，装入布袋中做枕，睡眠时用，每日不少于4小时。药枕用60天换药1次。此药枕有疏风清热、平肝潜阳、活血化瘀之功。适用于高血肝阳上亢、压肝热夹瘀者，症见头痛眩晕，目赤肿痛，失眠心悸，舌红有瘀点或瘀斑，脉弦涩。能改善毛细血管的功能，保持毛细血管正常的抵抗力，防止因毛细血管脆性过大，渗透性过高引起的脑出血，防治高血压、高脂血、脑血管病等。

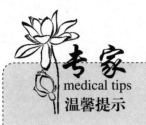

专家
medical tips
温馨提示

常吃薯类食物防中风

马铃薯、红薯、芋头等薯类食物，所含营养素丰富，它所含的蛋白质和维生素C、维生素B_1、维生素B_2比苹果高得多，钙、磷、镁、钾含量也很高，尤其是钾的含量，可以说在蔬菜类里排第一位。薯类中含有大量的优质纤维素，有预防便秘和防治癌症等作用。那么，怎么吃薯类才能吃好呢？

首先，要有量的保证，每天吃薯类食品（马铃薯、白薯、芋头）大约应在80克。其次，要荤素搭配，只要搭配好，就可以在享受美食的同时，达到减肥降脂，保持苗条身材的目的。在吃薯类时，要相应地减少主食的摄取，可按照薯类与主食3：1～4：1的比例控制。如果每天吃80克左右的薯类食品，可能有助于降低中风的危险。

土豆中含有丰富的B族维生素和优质纤维素，在人体延缓衰老过程中有重要作用。土豆富含的膳食纤维、蔗糖，有助于防治消化道癌症和控制血液中胆固醇的含量；其中的黏蛋白能预防心血管疾病。与其他富含钾元素的食物如香蕉、杏、桃一样，土豆能减少中风的危险，且无任何副作用。有学者指出，每日吃1个土豆，即可使中风的机会下降40%。

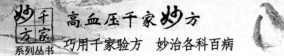
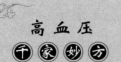

妙方治高血压头痛眩晕

■ 夏栀泻肝汤治高血压眩晕

◎ 夏枯草 10 克，炒栀子 6 克，白蒺藜 20 克，黄芩 6 克，生白芍 20 克，生地黄 15 克，泽泻 10 克，生石决明 20 克，甘草 5 克。用法：水煎服，每日 1 剂，早晚各服 1 次。功效：清肝泻火，平肝潜阳。主治：高血压头痛、血管神经性头痛，肝火亢盛型。症见头痛头涨，面红目赤，急躁易怒，小便短黄，舌质红苔黄，脉弦数（《国家级名医秘验方》第三批全国名老中医张崇泉）。

按：头痛较重者，加羚羊角粉（冲兑）2 克；颈项胀痛或强硬者，加葛根 20 克；痰多呕恶者，加法夏 10 克，陈皮 10 克，竹茹 10 克；胸闷胸痛者，加丹参 15 克，瓜蒌皮 15 克；大便秘结者，加大黄 6 克，草决明 12 克。

本方治疗肝阳上亢、肝火上炎引起的头痛者有明显效果，尤其是方中白蒺藜、生白芍、夏枯草三药配伍，功效泻肝平肝柔肝，缓急止痛，专治肝火头痛，且白蒺藜、白芍用量宜大，白芍宜生用增加柔肝泻火之疗效。

■ 清肝汤治高血压眩晕

◎ 葛根 12 克,钩藤 12 克,白薇 12 克,黄芩 12 克,茺蔚子 12 克,白蒺藜 12 克,桑寄生 12 克,磁石 30 克,牛膝 12 克,泽泻 12 克,川芎 12 克,野菊花 12 克。用法:水煎服,每日 1 剂,分 2 ～ 3 次服。功效:清肝抑阳。主治:高血压病、颈椎病、梅尼埃病,属肝阳上亢,阴虚阳亢之眩晕。症见目闭眼眩,身移耳聋,如登车舟之上,起则欲倒(《国家级名医秘验方》第三批全国名老中医郭士魁)。

■ 平肝清热汤治高血压头痛眩晕

◎ 川芎 12 克,菊花 20 克,地龙 10 克,川牛膝 15 克,夏枯草 30 克,地骨皮 15 克,玉米须 30 克。用法:水煎服,每日 1 剂,日服 2 次。功用:平肝清热、通络止痛。主治:因肝阳上亢所致的头痛、眩晕、耳鸣脉眩实等证(《龚志贤临床经验集》)。

■ 天麻钩藤饮加减治高血压头痛眩晕

◎ 天麻 10 克,钩藤 10 克,石决明 30 克,生牡蛎(先煎)30 克,代赭石(先煎)30 克,川牛膝 10 克,益母草 10 克,黄芩 10 克,

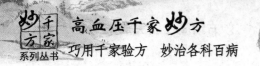

栀子 10 克，杜仲 10 克，桑寄生 12 克，茯神 12 克。每日 1 剂，水煎，分早、晚 2 次服。功效：平肝潜阳。用于高血压属肝阳上亢型眩晕，眩晕伴面红目赤，口苦易怒，重者肢麻震颤，眩晕欲仆，头痛，语言不利，恶心呕吐，舌红苔黄，脉弦数。

■ 复方四草饮治高血压头痛眩晕

◎ 天麻 10 克，钩藤（后下）15 克，刺蒺藜 15 克，女贞子 15 克，旱莲草 15 克，夏枯草 15 克，益母草 15 克，龙胆草 6 克，决明子 15 克。每日 1 剂，水煎，分早、晚 2 次服。功效：滋养肝肾、平肝潜阳。用于高血压属肝阳上亢型眩晕，症见眩晕耳鸣，头痛且涨，面色潮红，性情急躁易怒，每因烦劳或恼怒病情加剧，失眠多梦，舌红，苔薄黄，脉弦。

■ 葛根黄芩汤治高血压头痛眩晕

◎ 葛根 12 克，钩藤 12 克，白薇 12 克，黄芩 12 克，茺蔚子 12 克，白蒺藜 12 克，桑寄生 12 克，磁石 30 克，牛膝 12 克，泽泻 12 克，川芎 12 克，野菊花 12 克。水煎服，每日 1 剂。功能：滋阴潜阳，清肝平肝。用于高血压属阴虚阳亢型眩晕（《中国民间偏方大全》）。

■ 镇眩汤治中老年高血压头痛眩晕

◎ 生地黄、熟地黄各 15 克，当归 15 克，川芎 10 克，白芍 10 克，茯苓 15 克，桂枝 10 克，白术 10 克，甘草 10 克，生龙骨 30 克，生牡蛎 30 克。每日 1 剂，水煎，分早、晚 2 次服，14 天为 1 个疗程。加减：虚重加黄芪，重用当归、白芍；瘀重重用川芎，择赤芍；虚风内动重用四物并龙牡；痰浊重用苓桂术甘汤；呕吐加紫苏叶、黄连；耳鸣加石菖蒲、磁石；头痛加天麻、白芷；失眠重加何首乌、炒酸枣仁；颈部疼痛加葛根。功效：益肝养血，平肝化痰。主治中老年高血压眩晕属肝肾阴血不足，肝阳上亢兼有风痰之证。

■ 半夏天麻白术汤治高血压头痛眩晕

◎ 半夏 10 克，白术 10 克，天麻 10 克，橘红 10 克，茯苓 10 克，生姜 2 克，大枣 6 克，甘草 6 克。每日 1 剂，水煎分早、晚 2 次服。功效：祛痰健脾。用于高血压属痰浊中阻型眩晕，症见眩晕伴头重昏蒙，胸闷乏力，纳呆，或时吐痰涎，苔浊腻，脉滑。

■ 苓术饮加减治高血压头痛眩晕

◎ 茯苓 15 克，炒白术 15 克，广陈皮 10 克，清半夏 10 克，天

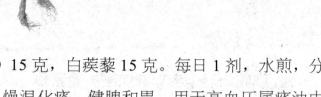

麻 12 克，钩藤（后下）15 克，白蒺藜 15 克。每日 1 剂，水煎，分早、晚 2 次服。功效：燥湿化痰、健脾和胃。用于高血压属痰浊中阻型眩晕。此类患者多形体偏胖，血脂偏高，症见眩晕，头重如裹，胸脘痞闷，恶心欲呕，食少多寐，苔白腻，脉濡滑。

■ 血府逐瘀汤治高血压头痛眩晕

◎ 当归 15 克，生地黄 15 克，桃仁 6 克，红花 6 克，赤芍 6 克，枳壳 10 克，柴胡 6 克，桔梗 6 克，川芎 6 克，牛膝 6 克，天麻 6 克。每日 1 剂，水煎，分早、晚 2 次服。功效：活血祛瘀生新。用于高血压属瘀血内阻型眩晕，眩晕伴头痛，痛有定处，心悸烦闷，疲倦乏力，唇舌紫暗或舌有瘀斑，脉弦涩或细涩。

■ 丹参红花饮治高血压头痛眩晕

◎ 丹参 30 克，红花 9 克，泽兰 9 克，朱茯神 9 克，钩藤 9 克，白蒺藜 9 克，生珍珠母 30 克，三七末（分 2 次吞服）3 克，甘草 3 克。水煎服，每日 1 剂。功效：祛瘀通络，清利头目。用于高血压头目眩晕，失眠多梦，甚至精神恍惚，舌边紫暗，脉涩（《中国民间偏方大全》）。

■ 经验方治高血压头痛眩晕

◎ 党参 15 克，熟地黄 12 克，茯苓 12 克，天冬 12 克，麦冬 12 克，紫河车 10 克，龟甲（先煎）15 克，杜仲 12 克，牛膝 12 克，黄柏 6 克，菟丝子 10 克，枸杞子 10 克，山茱萸 10 克，女贞子 10 克，墨旱莲 10 克。功效：补肾填精。用于高血压属肾精不足型眩晕，症见眩晕伴耳鸣，遗精，腰膝酸软，精神萎靡，舌嫩红，少苔或无苔，脉细弱。

■ 二至丸加味治高血压头痛眩晕

◎ 女贞子、墨旱莲、熟地黄、当归、白芍、草决明、白芍、玄参、沙苑子、白蒺藜、生龙骨、生牡蛎、何首乌各等份（9～12 克）。水煎服，每日 1 剂。功效：滋水涵木，清眩止晕。用于高血压眩晕证属肝肾阴虚型，症见头目眩晕，身摇如坐舟中，时欲恶心（《中国民间偏方大全》）。

■ 补脑汤治高血压头痛眩晕

◎ 制黄精、制玉竹各 30 克，决明子 9 克，川芎 3 克。具有养脑安神，调五脏，和气血的作用。适用于高血压病，脑力不足，头痛，眩晕，失眠，健忘，烦躁易怒，疲倦乏力，精神萎靡，肢软，脉弱，

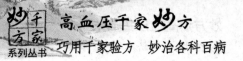

舌质淡红者。

■ 归脾定眩汤治高血压头痛眩晕

◎ 人参（另煎兑入）15 克，黄芪 25 克，当归 12 克，白术 12 克，茯苓 10 克，川芎 12 克，白芍 12 克，地黄 12 克，肉桂 6 克，牛膝 12 克，炙甘草 10 克。水煎服，每日 1 剂。功效：益气养血健脾。用于属气血亏虚型眩晕，眩晕在活动后加重，神疲气短，面色少华，纳差，舌质淡胖，脉细或虚大。

■ 参术饮加减治高血压头痛眩晕

◎ 太子参 15 克，炒白术 15 克，炙黄芪 30 克，当归 15 克，熟地黄 15 克，茯神 15 克，远志 10 克，炒枣仁 15 克，木香 6 克。水煎服，每日 1 剂。功效：益气养血、养心安神。用于高血压属气血亏虚型眩晕。该型患者多素体虚弱，或久病积损，症见头晕目眩，动则尤甚，劳累即发，面色淡白，唇甲色淡不华，神疲乏力、心悸少寐、纳差食少，舌淡、苔白，脉细或弱。

■ 天麻鱼头治高血压头痛

◎ 胖头鱼（鳙鱼）头 1 个（约 500 克），天麻 25 克，各种调料适量。将天麻切片后塞入鱼头内，用生粉调和封闭，然后加上葱、姜等调料，上笼或放锅内蒸约 30 分钟，即可服食。每周服食 2 ～ 3 次，坚持服 2 个月以上。功效：平肝息风、定惊止痛、行气活血。适用于高血压症见肝火旺盛，头痛时发、眼黑肢麻、步行不稳、夜多噩梦的患者。

■ 天冬黑豆粥治高血压头晕目眩

◎ 天冬、黑豆、黑芝麻各 30 克，糯米 60 克，冰糖适量。将天冬、黑豆、黑芝麻及糯米洗干净，放入砂锅，加水适量，同煮成粥。待粥将熟时，加入冰糖，再煮 1 ～ 2 沸即可。用法：每日 2 次，5 ～ 7 日为 1 个疗程。也可随意食，温热服。功能益肝补肾，滋阴养血，固齿乌发，延年益寿。适用于高血压头晕目眩，目暗耳鸣，发白枯落，面容憔悴，腰酸腿软，神经衰弱以及肠燥便秘等症。注意：脾虚腹胀便溏者勿用。忌用铁器。忌食鲤鱼。

■ 牛蒡海带羹治高血压头痛

◎ 牛蒡子 1000 克，海带 30 克，草决明 15 克。做法：将牛蒡丝、海带和草决明一同放入锅内，加清水适量，煨汤熟后去草决明（牛蒡子可食用）即成。功效：清肝、化痰。适用于高血压肝火偏旺者

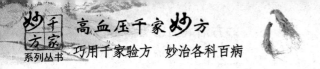
引起的面赤头痛，以及眼结膜炎等。

■ 二瓜粳米粥治高血压头痛头晕

◎ 冬瓜 500 克，苦瓜 50 克，粳米 100 克，葱花、姜末、味精各适量，盐少许。冬瓜去皮、子，洗净、切碎；苦瓜去子、洗净、切碎，2 味同入家用粉碎机中搅成糜糊状，入碗待用；粳米淘洗干净，加水煮粥，粥将成时，先加入冬瓜、苦瓜糜糊拌匀煮沸，再加入其余各味稍煮即成。每日 1 剂，分早、晚 2 次服食。具有清热解毒、利尿降压等功效，适用于肝火上炎、肝阳上亢型高血压病等，症见头痛、头昏、面红目赤、口苦咽干、烦躁不眠、耳鸣耳聋，每因恼怒而加重，舌红苔黄，脉弦数有力等。

■ 龟鳖清眩汤治高血压眩晕

◎ 龟甲、鳖甲各 15 克，生地黄、牡蛎各 30 克，淮牛膝、菊花各 10 克。龟甲、鳖甲与牡蛎加水先煎，后下其余，一同煎汤饮。本方用龟甲、鳖甲滋阴抑阳，牡蛎助二甲平抑亢盛的阳气，淮牛膝补肝肾而引血热下行，菊花清肝热。用于阴虚阳亢，头痛眩晕，或高血压病。

■ 三甲复脉汤加味治高血压头痛眩晕

◎ 炙龟甲（先煎）10克，炙鳖甲（先煎）10克，阿胶（另烊化冲服）10克，白芍10克，熟地黄10克，山茱萸10克，女贞子10克，墨旱莲10克，龙骨（先煎）10克，牡蛎（先煎）30克，牡丹皮6克，全蝎3克，炙甘草6克。水煎服，每日1剂。功效：滋阴潜阳息风。适用于高血压头痛眩晕，头晕欲仆，不能起立。

■ 龟甲养阴汤治高血压眩晕

◎ 龟甲20克，鳖甲30克，枸杞子20克，五味子20克，何首乌15克，黄芪30克，党参20克，茯苓20克，先加水轻洗，倒出，将澄清液浸泡药材30分钟以上，常规煎煮至常规量，龟甲、鳖甲属于贵重药材，应小锅另煎后合并煎液。每日3次口服，每次100毫升。4周为1个疗程。本方以滋养肝肾为主，育阴潜阳，培补肝肾，有壮水制火之功效，对高血压肝肾阴虚型眩晕症确有满意的疗效。

按：方中龟甲、鳖甲含有动物胶、角质蛋白，钙、磷、维生素D、碘等成分，具有滋阴潜阳、益肾的功能，为君药；枸杞子含有甜菜碱、胡萝卜素、钙、磷、铁等，有补养肝肾之功，滋阴胜于助阳；何首乌含有卵磷脂等，能缓解动脉粥样硬化的形成，阻止类脂质在血中滞留或渗透到动脉内膜，可治疗高血压、血管硬化、头晕等症；五味子含多量糖分、苹果酸、维生素C及铁、锰、矽、磷等物质，具有滋肾、收敛的功效，敛阴使阴足则阳有所依，可用于心阴不足所致的心悸、失眠、健忘等症，此3味为臣药。黄芪有加强心脏收缩的强心功能，可直接扩张外周血管而使血压下降，且作用迅捷，其降压的主要成分γ-氨基丁酸可作为黄芪质量判断的重要指标，黄芪还有益气健脾、利水消肿的功效；党参补中益气和胃，为滋养脾胃之要药，且能提高心泵血量，使脑、下肢及内脏血流量增加，能扩张外周血管，使血压下降；茯苓可健脾化湿、利尿，对功能性心悸疗效较好，茯苓、黄芪在发生利尿作用的同时可使血压下降，3药合用，既滋补先天，又强壮后天，以滋养肝肾之阴，可作为佐使药。

■ 夏枯草降压茶治高血压头痛眩晕

◎ 夏枯草18克，茺蔚子18克，草决明30克，生石膏60克，黄芩15克，茶叶15克，槐角15克，钩藤15克。加水适量，煎沸20分钟后取汁，可先后煎取2次，混合装入保温杯中，一日分数次当茶饮。功能清肝泻火，平肝潜阳，对高血压伴头痛面赤、头晕目眩者有效。

■ 猪毛菜治高血压眩晕

◎ 猪毛菜 90 克，玉米须 45 克，蚯蚓 15 克。加水 5000 毫升，煎熬至 1500 毫升，每次服 300 毫升，每日 3 次。适用于高血压头晕，失眠（《河南中草药手册》）。

按：猪毛菜为藜科植物猪毛菜的全草。又名扎蓬棵、刺蓬、三叉明棵、猪毛缨。味淡，性凉；入肝经。功效：平肝潜阳，润肠通便。主治：高血压病，眩晕、失眠，肠燥便秘。

■ 大蒜腐竹焖鳖治高血压头痛眩晕

◎ 甲鱼 500 克，腐竹 60 克，大蒜（白皮）90 克，姜 5 克、大葱 5 克、盐 3 克。做法：先将鳖活闷，去肠杂，切块，用开水拖去血腥，捞起滤干水分；再把腐竹用清水浸软，切段；大蒜去根叶，洗净，切段；接着起油锅，下姜、葱爆香，放入鳖、大蒜炒至微黄，溅少许酒，下上汤适量，同放入瓦煲内焖至鳖肉熟透，下湿芡粉、葱花调匀即可，随量食用。功效：滋养肝肾、健胃化滞。适用于高血压病、高脂血症，属肝肾阴亏者，症见头痛眩晕，手脚麻木，甚则震颤欲跌，亦可用于早期肝硬化、脂肪肝的辅助治疗。注意：外感发热，脾虚气滞者不宜食用本品。

■ 海参炙龟甲调治高血压眩晕

◎ 海参 200 克，炙龟甲 30 克，胡桃肉 60 克，混合油 60 毫升，猪骨汤 500 毫升，精盐、食醋、料酒、酱油、蒜泥、胡椒粉、葱白、味精各适量。做法：炙龟甲碾碎研粉，用食醋浸泡。海参水发后切片，抹上少许精盐和酱油。胡桃肉用开水烫净，去皮。将混合油加入锅内，烧至七成热，放入海参爆炒至起泡，加入猪骨汤、胡桃肉、蒜泥，文火慢焖至汁浓时，放入龟甲粉，搅匀，再入胡椒粉、精盐、味精、葱白即可。佐餐食用。功效：滋养肝肾，润肠通结。对老年性高血压病因肝肾阴虚所致气血虚弱、机体免疫力低、头晕、目花、肢软、消渴、便结、遗精、阳痿、尿频，甚或肝风内动所致的眩晕、耳鸣、抽搐、拘挛等症均有较好的食疗效果。

按：①本膳以滋阴养血为功，阴虚内热盛、痰湿重者忌食，大便溏泻者亦忌用。②龟甲以滋阴潜阳为长，可到药店购买已经炙制的药用龟甲，亦可选择家食乌龟拣出的腹甲部分，以块大、完整、洁净、无腐肉者为佳。自制时，可将龟甲在烤箱内烤枯，再研成细粉末即可。龟甲恶沙参，畏狗胆，不宜同食。

■ 冬瓜牛奶枸杞饮治高血压头晕耳鸣

◎ 冬瓜汁、鲜牛奶各 250 毫升，枸杞子、红糖、白糖各 15 克。各味入锅，以中火边煮边搅煮沸，待凉装杯，入冰箱贮存。每日 1 剂，分早、晚 2 次服用。具有平肝潜阳、滋阴降压等功效，适用于肝肾阴虚型高血压病，症见头晕耳鸣，脑中空痛，两目干涩，视物模糊，腰膝酸软，肢体麻木，两腿无力，步履不稳，心悸，小便频而量少，大便干，舌红苔少，脉弦数。

■ 冬瓜鲤鱼汤治高血压眩晕

◎ 冬瓜 250 克，鲤鱼 1 条（约 300 克），料酒、葱花、姜末各适量。冬瓜去皮及子，洗净，切成薄片；鲤鱼活杀，洗净；冬瓜及鲤鱼一起入锅，加适量水，先用大火煮沸，再加入其余各味，用小火煨煮至鱼肉熟烂、汤稠白即成。每日 1 剂，分 2 次早、晚服食。具有利尿消痰、清热降压等功效，适用于痰浊内蕴型高血压病，症见头涨如蒙、眩晕重痛、胸膈满闷、恶呕痰涎、心烦失眠、舌红苔腻、脉弦滑。

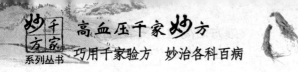

■ 妙方外用治高血压头痛眩晕

验方1　塞耳疗法

◎ 灵磁石 10 克，研为细末，分成 2 份，用纱布包裹，塞于双耳中，每日 1 ～ 2 次，每次 1 小时，连续 5 ～ 7 天。可平肝潜阳，适用于高血压属肾虚型头痛眩晕。民间还有用鲜生地黄塞患侧耳治眩晕法。

验方2　药枕疗法

◎ 夏枯草、荷叶、竹叶、蒲公英、菊花各 50 克，研为细末，装入布袋中，当枕芯用，连续 1 ～ 2 个月。可清热平肝，适用于高血压，肝阳上亢所致的头痛眩晕。

验方3　填脐疗法

◎ 黄芪、五味子各 10 克，研为细末，加清水适量调为稀糊状，外敷于肚脐孔处，敷料包扎，胶布固定，每日换药 1 次，连续 3 ～ 5 天。可健脾益气，适用于高血压，气血亏虚所致的头昏、眩晕。

验方4　穴敷疗法

◎ 蓖麻仁、生半夏各 5 克，共捣成膏状，外敷于百会穴处，敷料包扎，胶布固定，每日换药 1 次，连续 2 ～ 3 天。可化痰除湿，适用于高血压属痰湿眩晕，一般用药 30 分钟后眩晕可明显减轻。

验方 5　敷足疗法

◎ 吴茱萸 20 克，肉桂 2 克，共研为细末，米醋调匀，捏成饼状，于睡前贴敷于双足心涌泉穴，次日凌晨取下，连续 3～5 次。或取吴茱萸适量，研为细末，用米醋或凡士林适量调为膏糊状，外敷双足心涌泉穴，每日 1 换，连续 10～15 天。可引热下行。用于高血压头痛，眩晕耳鸣，烦躁多梦，颜面潮红。

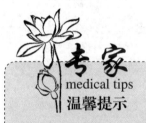

专家
medical tips
温馨提示

多食鱼防中风

　　每周至少吃 3 次鱼，尤其是富含欧米伽 3（ω-3）脂肪的鱼。

　　如果血液中含有大量 ω-3 脂肪酸，中风的机会就比较少一些，而且即使中风，伤害也会比较小。荷兰最近的研究发现，年龄在 60－69 岁，每周至少吃一次鱼的人比那些不吃鱼的人，在往后 15 年内中风的机会要少 1/2。日本所进行的一连串研究也发现，每天吃 250 克鱼肉的渔民，比每天只吃 80 克鱼肉的农夫，因中风而致死亡的机会要少 25%～40%。

　　这是因为神奇的 ω-3 脂肪酸能够调节血液的状态，使血液比较不容易形成凝块，进而防止大脑血管阻塞。如果你的年龄已大到会令你担心自己的血管阻塞，你不妨想象一下这种情况：当你服下鱼油以后，它就会在你的细胞膜内停留。这种充满鱼油的细胞较富弹性，有如液体般的柔软。也就是说，像这种柔软形态的细胞比较容易挤过狭窄收缩的血管，把氧气运送给脑部和心脏的细胞。

这种巧妙的变化可以救你一命，特别是当你的血管已经老化和受阻塞的时候。

高血压
千家妙方

妙方治高血压肢体麻木

■ 止麻消痰活血汤治动脉硬化肢体麻木

◎ 黄芪 15 克，当归 15 克，川芎 10 克，赤芍 15 克，丹参 15 克，陈皮 8 克，半夏 8 克，胆南星 6 克，鸡血藤 30 克，桃仁 12 克，红花 15 克，全虫 6 克，乌蛇 6 克，地龙 10 克。功效：补气祛痰，活血化瘀，息风通络。主治：高血压、动脉硬化症，头痛、眩晕、肢体麻木等中风先兆症状。加减：上肢麻木加桑枝 30 克；下肢加川牛膝 15 克；指（趾）尖加桂枝 10 克；头面加白僵蚕 10 克；口舌加石菖蒲 10 克；腰背加桑寄生 15 ～ 30 克；肩胛加葛根 15 ～ 30 克；胸胁加香附 10 克；痰热加知母 10 克；痰湿加白术 15 ～ 30 克；便干加川大黄 6 克；中满加莱菔子 15 ～ 30 克；眩晕加决明子 15 ～ 30 克或泽泻 12 ～ 30 克；头痛加独活 15 ～ 30 克；气虚加党参 12 ～ 30 克；心悸加桂圆肉 15 ～ 30 克；失眠加炒枣仁 15 ～ 30 克；臂痛加防己 12 克；血压高加夏枯草 15 ～ 30 克，元参 15 ～ 30 克，黄芩 12 ～ 24 克；钩藤 15 ～ 30 克；血脂高加草决明 15 ～ 30

克，泽泻 15 ～ 30 克，山楂 15 ～ 30 克，虎杖 12 克；血糖高加地骨皮 30 ～ 120 克，天花粉 15 ～ 30 克（《中国中医药报》第 2610 期）。

按：方中黄芪补气扶正，在临床用以治疗麻木，有加强血循环的作用。当归、川芎、赤芍、丹参、桃仁、红花活血化瘀。以上药物类似王清任的"补阳还五汤"之意，但又不尽相同。"补阳还五汤"中黄芪用 120 克，其他活血药仅用 3 ～ 6 克。而止麻消痰活血汤黄芪用 15 克，其他活血药与黄芪相等，甚可过之。何况又有祛痰之品，很显然"补阳还五汤"是治疗中风之后，以补气为主、补中寓消之剂。止麻消痰活血汤治中风之前，以祛邪为主，是消中寓补之方。所以止麻消痰活血汤与王清任的"补阳还五汤"既相同又不同。方中有陈皮、半夏、胆南星祛痰之品，更说明是治虚中之实证，合用之裨益。方书皆载鸡血藤是治麻木要药，全虫、乌蛇、地龙通经活络，互配可相得益彰，此方确立后用于临床，对早期动脉硬化性麻木症是有疗效的，轻症者 10 多剂即可奏效。

■ 二皮牛膝汤治高血压肢体麻木

◎ 西瓜皮、冬瓜皮各 30 克，牛膝 15 克。将上 3 味入锅，加适量水煎汤，即成。饮汤，每日 2 ～ 3 次。用于高血压患者伴肢体麻木，腰膝酸软，足胫浮肿等。

■ 地黄龟肉汤治高血压肢体麻木

◎ 乌龟1只（约200克），干地黄30克，枸杞子20克，秦艽15克。制法：将龟去肠杂、斩块，把全部用料一起放入瓦锅内，加清水适量，文火煮2小时，调味即可。服法：每日分2次，食肉饮汤。功效：养阴潜阳，益肾通络。适用于高血压伴肢体麻木，肌肉眴动，头晕，面红，口干，腰酸，舌红少苔，脉细者。

按：龟肉滋阴补血，兼有止血作用；干地黄养阴清热，凉血止血；枸杞子补益肝肾；秦艽养阴清热，又可祛风通络。诸药合参，共奏滋阴补肾、祛风通络之功。对高血压伴肢体麻木者有治疗作用，并能防止脑出血的发生。

■ 乌豆独活饮治高血压肢体麻木

◎ 乌豆（黑大豆）100克，独活15～20克，米酒少许。制法：将乌豆（黑豆）、独活加清水3～4碗，煎成1碗，去渣取汁。服法：每日加米酒温服1～2次。功效：祛风通经活血。适用于高血压伴肢体麻木等。

按：黑大豆补肾益阴而制亢盛之阳，健脾利湿而治痹阻拘挛，降压、利湿功效兼备；独活祛风胜湿，通络止痛；再藉酒之活血通络，

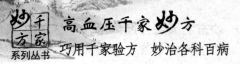
故可治高血压之肢体麻木。

■ 桂枝汤加减治高血压肢体麻木

◎ 桂枝 12 克，白芍 12 克，鸡血藤 15 克，桑寄生 30 克，炙甘草 6 克，生姜 5 片，大枣 5 枚。水煎 2 次，饭前分 2 次温服。药渣再煎 5～10 分钟连药渣带水趁热泡洗患手或足。加减：麻为气虚，可加生黄芪 30～60 克，亦可加白术等健脾益气之品；木属湿痰死血，可加芥子 6～10 克，花椒 6 克，制没药 6 克；久病入络者，加地龙 10 克，或加乌梢蛇 15 克。

按：《素问·逆调论》说："营气虚则不仁，卫气虚则不用，营卫俱虚则不仁且不用。"所以临证悟出肢体麻木一症，可用调和营卫之法。临床上用桂枝汤加味治之，多能获效。

■ 药浴热熨治高血压肢体麻木

◎ 天麻 15 克，当归 30 克，鸡血藤 30 克，威灵仙 30 克，川乌 15 克，草乌 15 克，水煎泡脚或热熨。遇到高血压肢体、手脚麻木的病人，治疗起来比较棘手，因为药力很难达到。这个方子也是内病外治的方法，如果手麻、脚麻就煎水先热熏患处，待温再趁热泡脚，如果胳膊腿麻木，就用熨法。所谓熨法，就是把药趁热包在纱布中，来回摩擦麻木地方的皮肤，每日数次，每次 15 ～ 20 分钟。

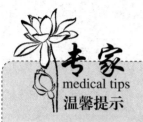

专家
medical tips
温馨提示

低盐饮食防中风

即使盐不会使血压上升，它也可能对脑部组织有害，有可能引起微小的中风。曾有人用老鼠做实验，分别喂它们高盐和低盐的饮食。吃高盐饮食的老鼠在 15 周内，竟然全部中风死去，虽然它们的血压并没有升高；而吃低盐饮食的老鼠只有 12% 因中风而死去。吃高盐饮食致死的老鼠，则因一连串轻微中风，最后导致脑部组织坏死和动脉受损。

世界卫生组织建议高血压病人每日摄盐量以 3 ～ 5 克为宜。据统计，我国食盐摄入量普遍偏高，多数超过 10 克，北方有些地区甚至超过 16 克，对于预防高血压中风极为不利。

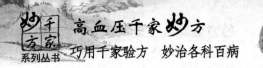
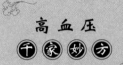

妙方治高血压动脉硬化

在高血压患者中，动脉粥样硬化较多。一般认为，高血压促进动脉粥样硬化的发生和发展，动脉粥样硬化可发生在全身各部位的血管，尤其是冠状动脉、脑动脉、主动脉、肾动脉和四肢动脉。据统计，高血压并发动脉粥样硬化的发生率约为没有高血压者的 3 倍，而低血压者不易产生动脉粥样硬化。动脉粥样硬化的出现又可加快高血压病的进程。动脉粥样硬化形成后，临床上可见缺血性症状、异常血管杂音、假性血压变化等特征。例如当高血压患者冠状动脉粥样硬化后，常可出现胸闷、心绞痛等症状，心电图显示缺血性改变；脑动脉出现粥样硬化，就容易导致中风（脑血栓和脑出血），据资料报道，70% 的脑血管病患者有动脉粥样硬化病史。因此，高血压患者必须同时重视动脉硬化的调治。

■ 加味扶桑丸治动脉硬化

◎ 桑叶 10 克，三角胡麻 15 克，茺蔚子 30 克，生蒲黄 30 克，桑寄生 15 克，何首乌 15 克，丹参 30 克，黄精 15 克，玉竹 15 克，葛根 15 克，鸡血藤 15 克，麦冬 15 克，砂仁 6 克。水煎服，每日 1 剂。主治：动脉硬化，血管性痴呆（《方药传真》黄文政经验方）。

按：该方为扶桑丸加味而成，方虽平淡，但能补肝益气，凉血祛风，改善循环，对于老年病，特别是高血压合并脑动脉硬化、椎基底动脉供血不足、血管性痴呆均有改善作用。

■ 天龙定风珠治高血压动脉硬化

◎ 天麻 20 克，钩藤 20 克，女贞子 20 克，红曲 15 克，地龙 20 克，菊花 15 克，桑椹 20 克，川芎 15 克，川楝子 15 克，珍珠粉 5 克。除珍珠粉外，均干燥研粉，装入胶囊，每次 2～3 粒，每日 3 次，饭后服。主治：高血压，脑动脉硬化，椎基底动脉供血不足。应用指征：头晕目眩，精神萎靡，五心烦热，急躁易怒，用之必定有效（《方药传真》郭振球经验方）。

按：本方对防治高血压、外周动脉粥样硬化及抗老防衰等皆有良效。注意：痰浊中阻，舌苔白腻和水饮内停者不适用此方。

■ 胡麻散治动脉硬化

◎ 胡麻 240 克，茯苓 240 克，干地黄 240 克，天冬 240 克。用法：上药为散，每次 20 克，温开水送服。功效：补肝肾，养心神。主治：

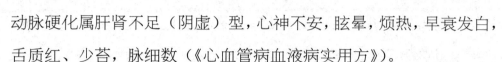

动脉硬化属肝肾不足（阴虚）型，心神不安，眩晕，烦热，早衰发白，舌质红、少苔，脉细数（《心血管病血液病实用方》）。

■ 四仁膏治动脉硬化

◎ 柏子仁 300 克，核桃仁 1000 克，桃仁 500 克，松子仁 300 克，红糖（或用蜂蜜）1500 克。用法：前四味可捣如泥，混合在一起，用红糖或蜂蜜调匀即成。每次服 10 克，每日 2 ～ 3 次，开水送下。功效：补益肝肾，活血化瘀。主治：动脉硬化，包括脑动脉硬化、冠状动脉和肾动脉硬化，证属肝肾不足型，或夹有血行瘀滞。症见头昏头痛，胸闷胸痛，周身不适，四肢麻木，舌红少苔，脉弦细（《中国当代名医验方大全》杜怀堂经验方）。

■ 楮实丸治动脉硬化

◎ 楮实 250 克，山茱萸 120 克，枸杞子 30 克，桑螵蛸 30 克。用法：共研细末，炼蜜为丸，如梧桐子大。每次 6 克，每日 2 次，淡盐水送服。功效：补肝肾，益精气，软化血管。主治：动脉硬化属肝肾不足型，症见眩晕心悸，阳痿腰酸，肢体麻木，须发早白，舌红少苔，脉弦细（《心血管病血液病实用方》）。

■ 茵陈降脂方治动脉硬化

◎ 茵陈 30 克，生山楂 15 克，生麦芽 15 克。水煎服，每日 1 剂。30 天为 1 个疗程。功效：清热利湿，化痰降脂。主治：动脉硬化、高脂血症属痰湿内阻型，症见神困乏力，形体肥胖，胁肋疼痛，苔黄腻，脉濡滑（《上海中医药杂志》1982 年 5 期）。

■ 黄芪汤治脑动脉硬化症

◎ 生黄芪 25 克，茯苓、海藻、法半夏各 10 克，何首乌、麦冬各 15 克，水蛭 6 克，炒杏仁 3 克。加减：肾阳虚者加淫羊藿、鹿角霜、巴戟天等；肾阴虚者加女贞子、熟地黄、墨旱莲、山茱萸、枸杞子；失眠多者加枣仁、夜交藤、生牡蛎等；痰浊者加胆南星、陈皮等。每日 1 剂，水煎 3 次，早、中、晚分服。临床报道，用本方治疗脑动脉硬化症 48 例，治愈 17 例，有效 30 例，无效 1 例（经验方）。

■ 糖醋大蒜治高血压动脉硬化

◎ 大蒜 500 克，食醋 100 克，白糖 200 克，清水 100 克，食盐少许。制法：①将新鲜的大蒜掰成小瓣，弃去老皮，放入清水中浸泡 24 小时，每隔 4～5 小时换一次水，以减少大蒜的辛辣气味，随后捞出大蒜沥水晾干备用。②锅置火上，于炒锅中加入清水、食醋、白糖，以及少许盐，烧沸后关火，凉凉成糖醋汁备用。③选能封口的大容器，用开水冲烫后，将容器倒置，沥干水分，随后往容器中加入蒜，将制好的糖醋汁倒入其中，加盖密封，30天左右即可启盖食用。用法：每天吃6瓣大蒜，并饮其糖醋汁20毫升，连服1个月。具有健脾开胃、降压去脂等功效，适于顽固性高血压患者食用。专家们建议：高血压患者，可在每日早晨，空腹吃1～2头糖醋蒜，肯定会出现稳定的降压效果。大蒜所含有的活性成分，具有溶解体内瘀血的作用，可用以治疗高血压病伴发的冠心病、冠状动脉硬化等（《大蒜妙用》）。

■ 升降散治动脉硬化

◎ 白僵蚕（酒炒）10克，蝉蜕10克，姜黄（去皮）10克，大黄10克。水煎服，每日1剂，蜜酒为引。主治：动脉硬化，高血压，带状疱疹，头痛。应用指征：见头痛、面红、血压高等阳热症状。禁忌：虚寒证不宜使用本方，误用后易出现腹痛、腹泻（《方药传真》于鹄忱经验方）。

按：据于老介绍，用本方加味治一动脉硬化患者，服药百余剂，未见任何不良反应。

■ 补阳还五汤加味治动脉硬化性眼底出血

◎ 黄芪 30～50 克，当归尾、桃仁、红花、地龙各 10 克，赤芍 20 克，川芎、鸡血藤各 15 克，丹参 30 克。加减：血压高者，选加黄芩、牛膝、杜仲；血脂高者，选加制何首乌、泽泻、山楂、郁金；头痛项强者，加葛根；便秘者，选加生大黄或草决明；全血黏度升高，或舌质紫暗、有瘀点，或球结膜血管粗壮纡曲，有瘀点，选加三七、泽兰、生蒲黄、牡丹皮。水煎服，每日 1 剂。(《湖北中医杂志》1995 年 1 期)

按：用本方治疗动脉硬化性眼底出血 35 例。结果：痊愈（出血灶全部吸收，视力回升至 1.0 以上）27 只眼；显效（眼底出血灶全吸收，视力小于 0.1 者增至 0.3 以上；视力大于 0.1 者，提高视力 4 行以上）5 只眼；进步（网膜出血灶大部吸收，留下机化物，视力回升达不到疗效标准）2 只眼；无效（眼底出血未控制，视力无改善）1 只眼。

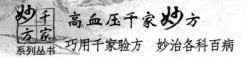

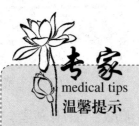

专家
medical tips
温馨提示

科学饮茶防中风

饮茶利尿降压。明·顾元庆《茶谱》中曾提到饮真茶能"利尿道"；清·汪昂《本草备要》中说：茶能"利大小便，多饮消脂肪，能去油"。饮茶能利尿，也就能消肿。茶中含有 2.5% ～ 5% 的嘌呤类生物碱（咖啡碱、茶碱和可可碱），它们能通过抑制肾小管的再吸收，使尿中的钠和氯离子含量增加；可以兴奋血管运动中枢，直接舒张肾小管，增加肾的血流量，从而增加肾小管的滤过率。

日本学者的流行病学研究表明，平均每天至少喝 5 杯绿茶的人与每天喝绿茶不多的人相比，前者死亡率比后者低 16%；平均每天至少喝 5 杯绿茶的女性死于中风的概率比其他女性低 62%，死于心血管疾病的概率比其他女性低 31%；对男性而言，喝 5 杯以上绿茶的人中风概率比其他人低 42%，患心血管疾病概率低 22%。

茶叶中的茶多酚有良好的降压作用，所含的槲皮素等黄酮醇类及其苷类化合物也有利尿降压作用。茶中所含的可溶性单糖和双糖被吸收时，增加了血液渗透压，促使体内的水分进入血液，随着血管内血量的增加，就会引起利尿降压作用。20 世纪 90 年代，日本开发了一种新绿茶，并在临床上用这种绿茶对 13 名高血压患者进行应用研究观察，其中 7 名患者饮用新绿茶后，血压有明显下降，6 人略有下降，证明有明显的降压作用。

饮茶降脂减肥。喝乌龙茶及沱茶、普洱茶、砖茶等紧压茶，更有利于降脂减肥。据国外医学界一些研究资料显示：云南普洱茶和沱茶具有减肥健美功能和防止心血管病的作用。临床实验表明，常饮沱茶对年龄在 40－50 岁的人有明显减轻体重的效果，对其他年龄段的人也有不同程度的效用；70% 以上的病例显著地降低了人体中三酰甘油的含量。

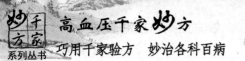
妙方治高血压心脏病和冠心病

高血压
千家妙方

长期的高血压可促进动脉粥样硬化的形成和发展。冠状动脉粥样硬化会阻塞或使血管腔变狭窄，或因冠状动脉功能性改变而导致心肌缺血缺氧、坏死而引起冠心病。冠状动脉粥样硬化性心脏病是动脉粥样硬化导致器官病变的最常见类型，也是严重危害人类健康的常见病。

高血压可以引起心脏病。高血压患者的心脏改变主要是左心室肥厚和扩大，心肌细胞肥大和间质纤维化。高血压导致心脏肥厚和扩大，称为高血压心脏病。高血压心脏病是高血压长期得不到控制的一个必然趋势，最后或者可能会因心脏肥大、心律失常、心力衰竭而影响生命安全。

■ 养心定志汤治冠心病

◎ 太子参 15 克，茯神（茯苓）、石菖蒲、远志、丹参各 10 克，桂枝 8 克，炙甘草 5 克，麦冬、川芎各 10 克。用法：每日 1 剂，水煎服，日服 2 次。功效：益心气、补心阳、养心阴、定心志。主治：

冠心病。症见心动悸，脉结代，心绞痛，疲倦乏力，胸闷气短或烦躁汗出等。经多年的临床验证，效果较为满意。

加减：胸闷憋气，胸阳痹阻较甚者，加瓜蒌、薤白；心痛剧烈，痛引肩背，气血瘀滞重者，加三七、金铃子；心烦易怒，心慌汗出，心肝失调者，加小麦、大枣；若高血压性心脏病，亦可用此方去龙骨，加决明子、川牛膝、杜仲；肺源性心脏病，可加银杏、天冬、生地黄、杏仁、去川芎等（《名医治验良方》高辉远经验方）。

按：有人指出，冠心病患者发生脑梗死者比无冠心病者高5倍。冠心病引起脑血管病的病因，主要由于冠状动脉硬化、血管狭窄、心脏缺血、心脏输出量减少，脑部血液相对不足，造成脑缺氧和血流动力学改变，形成脑血栓。

■ 丹参红花汤化瘀宁心治冠心病

◎ 丹参30克，红花15克，川芎10克，赤芍10克，降香10克。用法：上药加水500毫升同煎，武火煎沸后，改用文火续煎20分钟，药汁1次服完。每剂煎服2次，每日1剂。功效：活血化瘀，通络止痛。主治：冠心病心绞痛，属心脉瘀阻型，心痛剧烈，如锥针刺，甚则心痛彻背，怔忡失眠，胸闷心慌，气短乏力，动则汗多，面色灰暗，舌质紫暗、苔白，脉弦涩或结代（《古今名医偏方精选》）。

■ 人参三七琥珀散治冠心病

◎ 人参 6 克，三七 6 克，琥珀 3 克。用法：原方取人参、三七、琥珀按 2 : 2 : 1 比例，共为细末，每日 3 次，每次 3 克，开水冲服。30 日为 1 个疗程，治疗 3 个疗程。功效：益气活血，化瘀通络。主治：冠心病心绞痛，属气虚血瘀型，心悸怔忡，胸闷，心前区痛，甚则难忍，牵引肩背，发作有时，过劳则重。动则喘息，气短乏力，面色苍白，神疲自汗，舌淡紫暗、苔薄白，脉细或结代（《中医杂志》1992 年 9 期）。

■ 气血冲剂治冠心病

◎ 人参 20 克，川芎 20 克。用法：共研细末，6 克 1 包，每日 2 次，温开水送服。功效：益气活血，化瘀通络。主治：冠心病心绞痛，属气虚血瘀型，心悸怔忡，胸闷，心前区痛，甚则难忍，牵引肩背，发作有时，过劳则重。动则喘息，气短乏力，面色苍白，神疲自汗，舌淡紫暗、苔薄白，脉细或结代（《中国中西医结合杂志》1992 年 11 期）。

■ 益神方治冠心病

◎ 野生灵芝 15 克，制黄精、炙黄芪各 10 克，炒当归 6 克，制何首乌 10 克。用法：每日 1 剂，水煎服，日服 3 次。功用：益神延年，养颜黑发，润肺固卫，宁心安眠，健脾悦胃，补肾强身。主治：冠心病胸闷心悸，神经衰弱，失眠酸乏，胃肠功能障碍食欲下降，白细胞减少，妇女更年期综合征，产后、病后、术后身体虚弱，及老年黄褐斑等多种病症。本方为康复剂，坚持服用，确有良效（《中华名中医治病囊秘·张镜人卷》）。

按：方中灵芝、黄精性味相同，甘平无毒，惟灵芝益神而养精气，黄精补中而安五脏。本方采用野生灵芝与黄精配合，其效更彰，增以黄芪固表卫、实皮毛。当归理营血、和络脉。何首乌滋肝肾、悦颜发。五味共投，可奏保健强身之功。

■ 丁郁四神散治冠心病

◎ 丁香 15 克，郁金 15 克，人参 10 克，川芎 20 克，山楂 30 克。用法：共研细末，装胶囊，每粒 1 克，共 81 粒（研制消耗 9 克），每次 3 粒，每日 3 次。功效：益气活血，化瘀通络。主治：冠心病心绞痛，属气虚血瘀型，心悸怔忡，胸闷，心前区痛，甚则难忍，

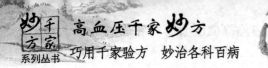
牵引肩背，发作有时，过劳则重。动则喘息，气短乏力，面色苍白，神疲自汗，舌淡紫暗、苔薄白，脉细或结代（《福建中医药》1984年5期）。

■ 冠心通痹汤治冠心病

◎ 全瓜蒌30克，桂枝18克，炙甘草、枳壳、川厚朴、熟附块各10克，川、象贝母各6克，法半夏10克，党参18克，生牡蛎30克。用法：水煎服，取头汁400～600毫升，分2～3次服；如煎二汁，应与头汁混合后分服。功用：温通阳气、开胸顺气、散结聚、化痰浊。主治：冠心病，证属痰气交结、胸阳痹阻、实多虚少，证见心悸、胸闷、胸痛、头晕、神疲乏力、少气短气，苔腻脉弦，或有停搏，血压不高者。加减：短气明显加人参；胸闷甚加沉香粉；痰多加天竺黄、石菖蒲；有瘀血加川芎或桃仁；有热象加黄连或莲子心；停搏明显者加玳瑁、龙骨；睡眠不安加枣仁或琥珀（《中国中医药报》柯雪帆经验方）。

按：本方以《金匮要略》栝蒌薤白桂枝汤为基础，加减变化而成。本方可分温阳与化痰两个部分。温阳部分用附子、桂枝配伍甘草，辛与甘合，既能温振阳气，又能温通阳气，酌加甘平之党参以助甘草，气虚严重者宜用人参。化痰部分是本方的重点，化痰、散结、顺气以开胸中之痹阻。瓜蒌兼有化痰、散结、开胸顺气之功，为化痰部分之要药，用量最重。贝母化痰散结；半夏化痰降气；牡蛎软坚散结；枳壳、厚朴顺气降浊，作为配伍。本方配伍的特点在于用了三对反药，即十八反中的瓜蒌反附子，贝母反附子，半夏反附子。今人大多忌用反药，而古人用反药者屡见不鲜。仲景方中亦用反药，如附子粳米汤中附子与半夏同用，赤丸中乌头与半夏同用，甘遂甘夏汤中甘遂与甘草同用。这三方所治病证，有一个共同点，都是病邪痼结。附子粳米汤证为寒邪严重结于肠胃，赤丸所治为寒饮痼结于心，甘遂半夏汤之证为留饮结聚难除。利用反药，激越药性，冲击病邪，以驱除锢结之寒水痰饮瘀浊等。这三方在应用反药的同时，都适当配用和缓安正之药，以防反药激越过分，有损正气。如赤丸中用人参、蜂蜜；附子粳米汤中用甘草、大枣、粳米；甘遂半夏汤中用芍药、蜂蜜。本方效仲景配伍之法，在应用反药开通痹阻的同时，配用甘草、党参益气和中。本方药仅10味，意有三层，虽为今用，谨遵古法。

■ 参七散治冠心病

◎ 白人参15克，三七、川附片各9克，川郁金12克，山楂、五灵脂各9克，肉桂6克，降香9克，乳香3克，炙甘草15克。用法：共研细末，贮瓶备用。每服6克，用米酒或温热黄酒送服。功用：

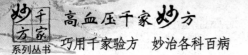

扶助心阳、理气止痛。主治：胸痹，真心痛。可用于心绞痛，胸闷心悸（《任应秋论医集》）。

按：胸痹，是因心阳之气滞而不畅所致，其心痛，是因心阳之气衰竭而成，故方中用人参、甘草补气强心；附子、肉桂温通心阳；三七、山楂、五灵脂活血散瘀止痛；郁金行气破瘀；乳香、降香降气散瘀、活血通痹。诸药合用，有补有通，重点在理气止痛，可使心阳之气畅行无阻，达到"通则不痛"的目的。

■ 心绞痛方治冠心病

◎ 丹参 30 克，白檀香 5 克，郁金、茯神、远志、麦冬、炙甘草各 9 克。用法：水煎服。每日 1 剂，早、晚分服。功用：活血化瘀，理气止痛。主治：心绞痛（血瘀气滞型），症见胸骨后或前心区阵发性、绞窄性疼痛，向左侧肩臂放射，有压迫感和窒息感，伴胸闷心慌、心悸、怔忡。舌质紫，苔白或黄，脉细涩或有间隙（《临证医案医方》孙一民经验方）。

按：本方所治的心绞痛，是因血瘀气滞而产生的"不通则痛，通则不痛"，故方中重用丹参，委以重任，活血化瘀，通心包络；白檀香芳香通窍、理气止痛；郁金行气解郁，"治血气心腹痛"（《本草纲目》）；远志、茯神宁心安神；麦冬养阴、清心除烦；炙甘草"通血脉、利血气"(《名医别录》)。诸药配合,可使瘀血行而心气通、神志宁而疼痛止。

■ 龙牡安神汤治冠心病

◎ 生牡蛎、生龙骨各 12 克,石决明 30 克,杭菊花 9 克,白蒺藜 12 克,桑寄生 30 克,丹参 20 克,川郁金、乌药各 9 克,百合 6 克,枸杞子、生地黄各 12 克。用法:水煎服,每日 1 剂,日服 2 次。功效:育阴潜阳,疏肝理气。主治:冠心病(阴虚阳亢型),证见头晕、心跳加速、失眠、胸中烦闷、心前区痛、血压高,脉弦细而数,舌质红。加减:心悸加茯神 10 克,朱砂(冲服)1 克;心烦加栀子 9 克;失眠加何首乌藤 30 克,朱砂(冲服)1 克(《肘后积余集》)。

按:方中用生龙牡、石决明育阴平肝潜阳;白蒺藜、菊花养肝阴而舒肝;桑寄生、枸杞子、生地黄入肾养血以柔肝,以上药味,皆有降压作用。百合、乌药同用专走上焦而理气机,丹参、郁金同用专能行血中之气。俾气血和畅而无阻闭之患则胸闷心痛自除。

■ 灵芝三七粉治高血压合并冠心病

◎ 灵芝粉、蜂蜜各 30 克,三七粉 5 克。灵芝粉入砂锅,加适量水,用小火煨煮 30 分钟,趁热调入三七粉、蜂蜜,调匀即成。每日 1 剂,

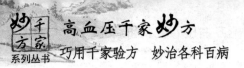
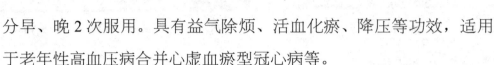

分早、晚 2 次服用。具有益气除烦、活血化瘀、降压等功效，适用于老年性高血压病合并心虚血瘀型冠心病等。

■ 强心饮治冠心病

◎ 党参、黄芪、丹参各 15 克，益母草 30 克，附子 9 ～ 15 克，淫羊藿、黄精各 12 克，麦冬 15 克，甘草 6 克。用法：水煎服，每日 1 剂，日服 2 次。功效：温阳益气，活血强心。主治：胸闷气短、心悸怔忡、面色无华，畏寒怯冷，舌质淡胖，脉细，或沉迟，或结代。证属气阳两虚证。一般适用于病态窦房结综合征、房室及束支传导阻滞、心率偏慢的冠心病及窦性心动过缓者。加减：①胸闷胸痛，因痰浊壅塞所致者（苔腻、脉滑、形体胖，自觉痰多等辨证要点），可选加半夏 6 ～ 9 克，瓜蒌、薤白各 9 克；因气滞不利所致者（部位不固定，长叹息，有情志忧郁诱因，苔一般不腻等为辨证要点），可选加郁金、旋覆梗各 9 ～ 12 克，紫菀 9 克。②心悸怔忡，属心阳亏损、心血不足者，加桂枝 6 ～ 9 克，当归、枣仁各 9 克，桂枝配方中原有的甘草，即桂枝甘草汤，对心阳虚的心悸怔忡有较好疗效。若因痰饮留居所致者，则选用豁痰蠲饮的半夏、茯苓等，不治心悸而心悸自已。适应本汤证的患者的心率大多缓慢，故重镇平悸药，如磁石、龙牡等一般不用。③伴大便溏薄者，往往是脾气脾阳亦虚，可配加补骨脂 9 克，炮姜 6 克。④畏寒明显，加肉桂 3 ～ 4.5 克，鹿角片 9 克。⑤汗多淋漓，参、附重用，另加五味子 6 克（《辽宁中医杂志》1984 年 2 期）。

按：本方主要从益气、温阳、活血三个角度制定。证属气阳两虚，故温阳益气诚属一定不易之法。用了气药，又须配合活血药，才能相得益彰，使气血流通。方用参芪补气，当无疑义；温阳选用附子、淫羊藿，主要考虑肾阳为诸阳之本，犹似能源之所。尤其附子为温壮肾阳要药，能下补肾阳以益火，中温脾阳以健运，上助心阳以强心。选用丹参、益母草活血，是因二药功效可靠，药性平和，久服无流弊。丹参功同"四物"，而益母草一味，行血而不伤新血，养血而不滞瘀血，又能散风、降压、利水，故各种心脏病均可选用。惟剂量需用至 30 克，少则效果不显。入麦冬，既从"无阴则阳无以化"着眼，又有明显的降压作用；诸药配伍为用，共奏温阳益气，活血强心之功。

■ 益心健脑汤治冠心病

◎ 黄芪 30 ～ 60 克，葛根 15 ～ 30 克，丹参 20 ～ 40 克，生山楂 9 ～ 15 克，桑寄生 15 ～ 30 克。用法：每日 1 剂，将上药用适量水浸泡 30 分钟左右，煎 2 次，取汁共 300 ～ 400 毫升，日分 2 ～ 3 次温服。功效：补气活血，益心健脑。主治：高血压病、脑栓塞、脑血栓形成、脑动脉硬化以及心律失常、高血脂等心脑血管疾病(《名医治验良方》山东中医药大学教授周次清经验方)。

按：心脑血管疾病的致病原理较为复杂，但患者多为老年人，其病机主要为"气虚血瘀"。本方以"益气活血"为宗旨，方中黄芪、葛根、桑寄生以益气为主；丹参、生山楂、川芎活血为辅，取其"气不虚不阻，血得气而不滞"之意。

人体是一个气血相依，脏腑相关的有机整体，心脑血管气虚血瘀之病变会影响到整体功能，同时也是整体病变在局部的反映。如"心舍脉，其主在肾""肝藏血，心行之""食气入胃，浊气归心，淫精于脉，脉气流精。"因此，本方在"益气活血"的宗旨下，既着眼于整体功能，又考虑到局部病变，力求达到整体与局部统筹兼顾的治疗目的。在补气药中，黄芪补心肺之气，葛根升脾胃之气，桑寄生益肾气；在活血药中，丹参活心血，生山楂消中积，川芎行肝血。诸药合伍，益诸脏之气，活一身之血，使气旺血活，心脉得通，脑得以养，从而达到益心健脑之功能。据现代药理研究，以上诸药有不同程度的扩张心脑血管，增加血流量，降血脂、降血压以及抗心律失常的功能。据临床观察，经用本方治疗冠心病336例，临床取得显著疗效，其中心绞痛显效率53%，总有效率87%；心电图显效率30%，总有效率63%，同时，对高血压显效率53%，总有效率 94%；高血脂显效率 42%，总有效率 77%。

应用本方时，需要根据病证的变化和兼证的多少而进行相应的加减。如出现畏寒肢冷，加桂枝 6 克，炮附子 9 克；出现口干、舌红少苔、大便干结等阴虚证，加麦冬 12 克，生首乌 15 克；体倦、神疲、气短等气虚证明显者，加党参 30 克，五味子 6 克；血瘀气滞疼痛明显者，加香附 12 克，元胡 9 克；失眠多梦者，加炒枣仁 5 克，首乌藤 30 克。

本方在用量上，可根据病情适当调整，如气虚明显者，补气药可用大量，活血药用小量；如久病体弱或初病患者，可先从小量开始，逐渐加大剂量。总之要使药物主次分明，剂量适中，才能取得满意的临床疗效。

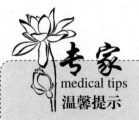

专家
medical tips
温馨提示

高血压病人应重视非药物疗法

一般都认为，被确诊的高血压病，应该及时服药治疗。然而，诊断高血压，不能以一次血压为准，首次发现血压偏高后，应间隔 1 ～ 2 周再测量。如果多次测血压收缩压高于 140 毫米汞柱，舒张压高于 90 毫米汞柱，就应考虑患有高血压病。

确诊为高血压病者如何选择治疗呢，目前存在两种观点：一种观点主张确诊为高血压病后马上服药；另一种观点认为可先进行非药物治疗 3～6 个月，如无效再服药。

临床医学专家指出，选择何种方法治疗应取决于血压高度：如果发现高血压时收缩压已达 180 毫米汞柱、舒张压已达 100 毫米汞柱，并经多次测定证实，应马上服用降压药；若收缩压在 150 毫米汞柱、舒张压在 90 毫米汞柱左右，且时高时低，可选择非药物治疗一个阶段，以观疗效。高血压病人非药物治疗包括：适度减肥，控制体重；饮食合理，限制食盐；戒烟限酒，常饮清茶；调节情志，保持乐观；劳逸结合，适度运动。

妙方治妊娠合并高血压

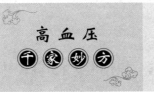

妊娠 20 周血压等于或大于 140/90 毫米汞柱者为妊娠合并慢性高血压，容易并发妊娠高血压综合征、胎盘早剥、产后出血，心肾功能不全等严重并发症。高血压病孕妇的胎儿易发生宫内发育迟缓、早产、死胎及新生儿死亡。

妊娠高血压综合征（简称妊高征），应引起孕妇高度重视。先兆子痫是在"子眩""子肿"的基础上出现自觉症状，如头晕头痛、视物不清、烦躁不安，胸闷不适等。检查可见血压升高、水肿、蛋白尿三大症状或居其二。在先兆子痫的基础上出现突然抽搐或昏迷者，即可诊断为子痫，是最危重的阶段。

中医认为，孕妇肝肾或脾肾素虚，因受孕需阴血以养胎，阴血益亏，肝失濡养，则肝阳上亢，导致阴虚阳型高血压；当肝阳亢极时，则出现肝风内动，发为子痫。治疗当以补虚为主。阴虚肝旺者，当滋阴养血，平肝潜阳；脾虚肝旺者，宜健脾行水，平肝潜阳。

■ 杞菊地黄丸合二至丸治妊高征

◎ 枸杞子 15 克，杭菊 20 克，山茱萸 15 克，牡丹皮 15 克，山药 30 克，白芍 20 克，赤芍 15 克，生地黄 20 克，女贞子 20 克，旱莲草 20 克，石决明 30 克，钩藤 15 克。水煎服。治法：滋阴养血，平肝潜阳。用于妊娠中晚期阴虚肝旺型高血压，有先兆子痫的表现，如头晕目眩，头痛头涨，耳鸣腰酸，口干咽燥，烦躁不安，手指发麻，尿少便秘。舌红，有裂纹，脉弦滑数〔杞菊地黄丸（《医级》）合二至丸（《医方集解》加味方）〕。

■ 白术散治妊高征

◎ 白术 30 克，茯苓 30 克，大腹皮 20 克，陈皮 6 克，生姜皮 15 克，石决明 30 克，白芍 20 克，钩藤 15 克，丹参 15 克，益母草 15 克。水煎服。治法：健脾行水，平肝潜阳。用于妊娠中晚期脾虚肝旺型高血压，有先兆子痫表现：如面目肢体浮肿，头晕目眩或头麻头重，胸闷泛恶，纳谷不香，神疲乏力，大便不实。舌淡胖，脉缓滑或弦滑（蔡玉美《全生指迷方》白术散加味方）。

■ 葵子茯苓散加减治妊高征

◎ 冬葵子 10 克，茯苓 10 克，草决明 12 克，白术 12 克，紫苏叶 10 克，甘草 4 克。用法：每日 1 剂，水煎分 2 次服。功效：健脾，利湿，平肝。主治：妊高征属脾虚肝旺型，妊娠身重水肿，头目眩晕，纳差便溏，血压偏高（中华医学会妇科委员会《中医妇科验方选》）。

■ 加味鲤鱼汤治妊高征

◎ 鲤鱼 1 条，当归 9 克，炒白术 15 克，茯苓 15 克，桑皮 12 克，赤小豆 30 克。用法：鲤鱼重约 1000 克，去鳞及内脏，洗净，用水 2400 毫升，生姜 9 克，将鱼煮烂，取汁 1600 毫升；鱼汁中加入以上药物，文火煎 30 分钟，取药汁，分次温服，每日 1 剂。功效：健脾利水。主治：妊高征属脾虚湿盛型，妊娠肿胀，皮薄光亮，或腹大异常，食欲下降。注意：用药治疗中宜低盐饮食，卧床休息（中华医学会妇科委员会《中医妇科验方选》）。

■ 冬瓜皮消肿茶治妊高征

◎ 冬瓜皮 50 克，玉米须 30 克，灯心草 20 克，扁豆衣 10 克。每日 1 剂，水煎取汁，温热代茶频饮。功效：健脾利湿，利水通淋。

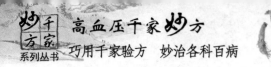

主治：妊高征属脾虚湿盛型，孕期面浮肢肿，或全身浮肿，肤色淡黄，口淡无味（《妇科病妙用中药》）。

■ 五皮饮加玉米须治妊高征

◎ 瓜蒌皮、桑白皮、陈皮、大腹皮、茯苓皮各等份。用法：取上药共研为粗末，每次取药末 9～15 克，加玉米须 30 克（鲜品 60 克），每日 1 剂，水煎取汁分 2 次服。功效：健脾理气，利水消肿。主治：妊高征属脾虚湿盛型，妊娠期水肿，胸闷不舒，神疲乏力（《赤脚医生杂志》木登高经验方）。

■ 当归芍药散治妊高征

◎ 当归 9 克，芍药 18 克，茯苓 12 克，白术 12 克，泽泻 12 克，川芎 9 克。用法：上药加水 800 毫升，先用武火煎沸，改用文火煎 30 分钟，取药汁。每剂煎服 2 次，每日 1 剂。功效：养血疏肝，健脾利湿。主治：妊高征属脾虚肝郁型，妊娠肿胀，胸闷不舒，神疲乏力，舌苔白腻。本方原出《金匮要略》。郭氏报道，用此方治疗 46 例妊娠高血压综合征，于孕 26～27 周时服，并设西药对照组。结果表明：本方对控制轻、中度妊高征的血压，预防子痫的发生，较之对照组作用明显（《中西医结合杂志》郭天玲经验方）。

■ 桑杞丹菊丸治妊娠高血压眩晕

◎ 桑叶 4.5 克，炒枸杞子 6 克，牡丹皮 4.5，滁菊花 4.5 克，煨天麻 6 克，焦山栀子 6 克，生地黄 12 克，钩藤 9 克，橘红 3 克。水煎服，每日 1 剂，日服 2 次。功效：平肝息风。适用于妇女妊娠期高血压，肝火上升，内风扰动，眩晕欲仆（《顾氏医径读本》卷四）。

■ 食疗妙方治妊高征

验方 1 天麻生地炖鸭

◎ 鸭 1 只（约 500 克），宰杀去毛及内脏，加入天麻 12 克，生地黄 30 克，与鸭共放入炖盅内，加水适量，隔水炖 1.5 小时，至鸭烂熟，加食盐少许，食鸭饮汤。适用于妊娠高血压，阴虚肝旺之先兆子痫。

验方 2 玉米须赤小豆粥

◎ 鲜玉米须 100 克（干品 30 克），洗净纱布包好，与赤小豆 30 克同煮粥，至赤小豆烂熟后去药包，加入适量冰糖，食豆饮汤，每日 1 次，连服 1 周。适用于妊娠合并高血压，先兆子痫。

验方 3 玉米须红茶

◎ 玉米须 6 克，红茶 5 克。开水冲泡当茶饮，10 日为 1 个疗程。

功效：利水，化湿，安胎。适用于妊娠高血压综合征，面浮肢肿，或腹大肿满，饮食不香。

验方4　千金鲤鱼汤

◎ 青鲤鱼1尾（约500克）去鳞甲、内脏。白术、生姜、陈皮、白芍、当归各10克及茯苓5克用干净纱布包裹，与鲤鱼同煮1小时，去药包。饭前空腹吃鱼饮汤，每日1次，待水肿消退停服。功能健脾行水，安胎。主治脾虚型妊娠高血压综合征；症见水肿甚者。

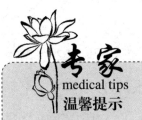

孕妇必须定期检查

　　每次检查应将测量血压列为常规，必要时查尿蛋白。若发现血压升高，如妊娠前血压正常者，而妊娠24周以后至产后24小时之内如有2次（相隔6小时以上）血压超过130/90毫米汞柱，或较基础血压高30/15毫米汞柱以上，出现水肿、蛋白尿者应及时治疗。

　　当孕妇在妊娠20周后，常规体检中发现血压突然升高，化验检查蛋白尿，体重异常增加并且从踝部开始出现水肿，向小腿、大腿及腹部扩展，水肿部位隆起，皮肤紧张发亮按之出现凹陷（称为凹陷性水肿），经休息而不消退者诊为妊娠高血压综合征；如若再出现头痛、眼花、恶心、胸闷甚至呕吐，则提示抽搐随时可能发生。此时必须提高警惕，尽早入院治疗，防止子痫的发生。一旦发生子痫，将危及母亲及胎儿的生命，必须中西医结合抢救。

《千家妙方》系列科普书火爆热卖

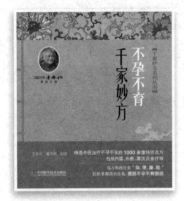

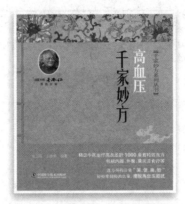

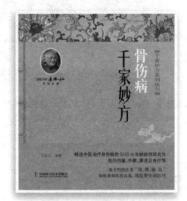

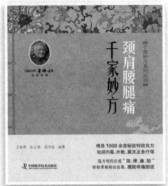

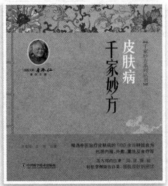

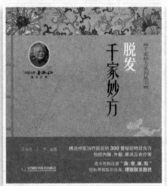

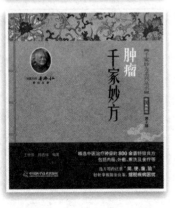